本书编委会

主　　审　林晓洁

主　　任　黄汉超

副 主 任　黄桃园　陈伟银　阮才芳

编　　委　周盛杰　李　朝　金小泺

　　　　　喻　蓉　荆雅楠

MPR 出版物链码使用说明

本书中凡文字下方带有链码图标"━━"的地方，均可通过"泛媒关联" App 的扫码功能或"泛媒阅读" App 的"扫一扫"功能，获得对应的多媒体内容。

您可以通过扫描下方的二维码下载"泛媒关联" App、"泛媒阅读" App。

"泛媒关联" App 链码扫描操作步骤：

1. 打开"泛媒关联" App；

2. 将扫码框对准书中的链码扫描，即可播放多媒体内容。

"泛媒阅读" App 链码扫描操作步骤：

1. 打开"泛媒阅读" App；

2. 打开"扫一扫"功能；

3. 扫描书中的链码，即可播放多媒体内容。

扫码体验：

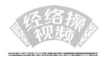

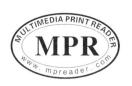

MULTIMEDIA PRINT READER
MPR
www.mpreader.com

博士教你治未病系列

黄汉超 编著

BOSHI JIAONI
JINGLUO CAO

博士教你经络操

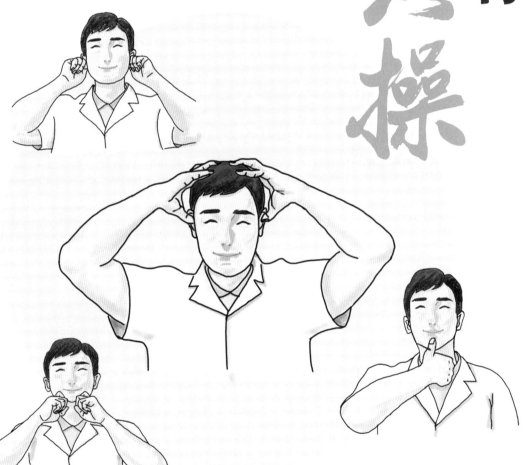

暨南大学出版社
JINAN UNIVERSITY PRESS

中国·广州

图书在版编目（CIP）数据

博士教你经络操 / 黄汉超编著. -- 广州 ： 暨南大学出版社，2024. 8. --（博士教你治未病系列）.
ISBN 978-7-5668-3983-1

Ⅰ．R224.1

中国国家版本馆 CIP 数据核字第 2024G9J979 号

博士教你经络操

BOSHI JIAO NI JINGLUO CAO

编著者：黄汉超

···

出 版 人：阳　翼

责任编辑：武艳飞　林玉翠

责任校对：刘舜怡　黄晓佳

责任印制：周一丹　郑玉婷

出版发行：暨南大学出版社（511434）

电　　话：总编室（8620）31105261

　　　　　营销部（8620）37331682　37331689

传　　真：（8620）31105289（办公室）　37331684（营销部）

网　　址：http：//www.jnupress.com

排　　版：广州良弓广告有限公司

印　　刷：广东信源文化科技有限公司

开　　本：787mm×1092mm　1/16

印　　张：14. 25

字　　数：244 千

版　　次：2024 年 8 月第 1 版

印　　次：2024 年 8 月第 1 次

定　　价：69. 80 元

前　言

　　随着社会的发展进步，人民群众对健康的关注度日益增加，特别是预防保健意识有了很大的提高。为满足群众需要，国家卫健委、国家中医药局等部门近年来大力倡导发展中医治未病事业，力求凸现传统中医在预防保健领域的价值。为此，作者积极整理传统中医的治未病疗法，用深入浅出的科普表达方式精心编写"博士教你治未病系列"丛书。《博士教你经络操》是该丛书的一个作品，本书以常见的慢病自我调理为导向，用心挖掘中医经络理论的实践精华，结合现代医学的最新发展，精心编撰了16套有效实用、简单易行的经络操。本书所有的经络操都是原创作品，不仅有优美的线条图加以注释说明，为达到最佳的视频解释效果，更是和电视台、网络平台展开深度合作，进行了广泛、多种形式的宣传。除了原创的经络操外，本书还介绍了各种疾病最新的现代诊疗要点和多项相关的中医适宜技术，让患者熟知常见慢病的自我保健办法，起到全方位的防病保健目的。

　　在本书的编写中，编委们为保证编写质量出谋划策、殚精竭虑，特别是主审林晓洁教授给予了宝贵的指导意见，在此表示衷心的感谢。

　　由于时间仓促加之经验不足，书中编写难免会有谬误，敬请读者谅解。

目录

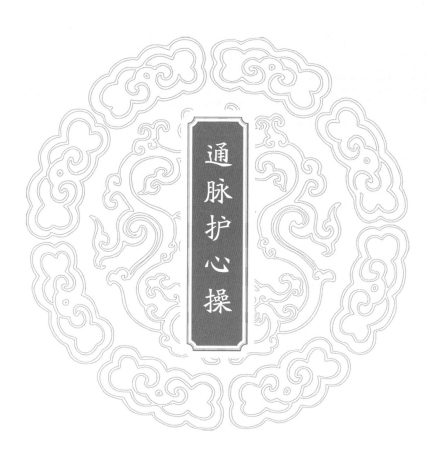

通脉护心操

一、冠心病的流行病学情况

冠心病是时下的常见病、高发病之一。据统计，在 40 岁以上的人群中，冠心病的患病率已达 6.5%，年纪越大，患病率就越高，60 岁以上的中老年人，冠心病的患病率可达 11.2%。流行病学资料显示，冠心病更青睐男性，男女比例约为 2∶1，特别是有家族遗传史、吸烟史，或合并高血压、糖尿病、高胆固醇血症史等危险因素时，患病率更是超过 60%。根据近 5 年的死因分析，和冠心病相关的心力衰竭、急性心肌梗死、恶性心律失常等心源性死因稳居死因榜的第二位，在欧美等发达国家和地区，心源性死因也稳居死因榜的前三，因此世界心脏病联盟把每年 9 月的最后一个星期日定为"世界心脏日"，以引起世人的重视，可见关注心血管健康刻不容缓。

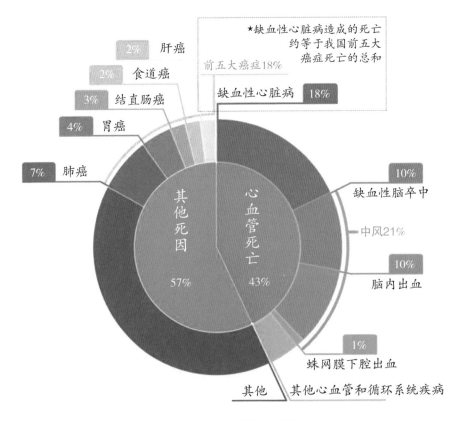

冠心病流行病学特点图解

二、冠心病的治疗现状

冠心病治疗现状

种类	名称	作用机理	备注
药物治疗	规范的五种疗法	①抗缺血药物的应用。常见的有抗栓药如阿司匹林、氯吡格雷、替格瑞洛等，此外还有 ACEI 类或者 ARB 类药物，如卡托普利、雷米普利、福辛普利以及氯沙坦、缬沙坦、厄贝沙坦等。必要时口服硝酸甘油、单硝酸异山梨酯片等药物以缓解心绞痛发作。②β 受体阻滞剂的应用。常见的如美托洛尔、比索洛尔、阿替洛尔等，规范 β 受体阻滞剂应用以达到抗缺血、降低心肌氧耗等目的。③调降血脂药的应用。如阿托伐他汀钙、瑞舒伐他汀等，目的是稳定血管斑块，降低炎症活动，同时还强调配合戒烟。④调控血糖，调节饮食。⑤适当的有氧运动，同时配合科普教育、情绪管理	以上五种疗法是冠心病治疗的基础方法，该疗法经过大规模的临床验证，可以有效延缓冠心病的进展，提高生存质量
	中医药治疗	复方丹参滴丸、通心络胶囊、芪参益气滴丸、麝香保心丸、复方血栓通胶囊等活血化瘀类中成药的辨证使用	现代研究表明中医药的积极介入，对于改善冠心病预后有很好的协同作用
手术治疗	冠心病介入手术治疗（PCI 术）	在 X 线的指引下通过导丝将支架送达病变血管，撑起狭窄段，从而恢复血流灌注	目前最常用的冠心病治疗方法之一，具有微创、恢复快的特点
	冠心病旁路移植术	俗称"冠脉搭桥"，将自身部分血管移送到冠状动脉处重新进行吻合处理，从而恢复冠状动脉的血流灌注	开胸手术，风险较大

三、通脉护心操的创制思路及动作详解

冠心病属中医"胸痹心痛病"范畴。中医认为，该病的主要病机是"阳微

阴弦",也就是心阳不足、寒凝经脉导致气血运行不畅。在急性发作时,以气滞、血瘀、寒凝经脉几种邪气为主,而在缓解期则以心肾气虚为最常见证型,如不注重温阳通脉,痰瘀互结情况将日益加重,甚至导致冠脉闭塞,诱发急性心肌梗死等危象。因此在缓解期,应该积极匡扶心阳,促进血运。我们根据心肾相关以及"心主血脉"等理论,结合心包经、心经的循行路线,创制了通脉护心操,经常练习,有助补益心气,畅通血脉。

第一式 **捏腋下蹲**

两手交叉,右手指尖顶住左腋下,左手指尖顶住右腋下,拇指、食指捏住胸大肌,配合下蹲运动一捏一放,根据个人情况做 10 ~ 36 次。腋窝下的极泉穴是心经的起始穴,用力捏按这个穴位有助补益心气,配合下蹲运动有助健运脾肾气机,从而促进血液循环,改善心力。

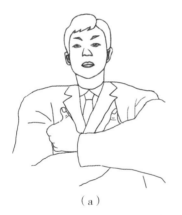

（a）　　　　　　　　　　　　　　（b）

捏腋下蹲示意图

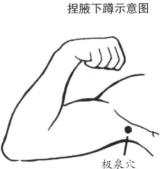

极泉穴

极泉穴示意图

相关的穴位注释

穴位名称	位置	临床作用
极泉	在腋窝顶点，腋动脉搏动处	宽胸理气，活血通络，主治心悸、上肢痹痛

第二式 **捶胸展臂**

两拳相对，叩击两乳之间膻中穴，然后展臂松拳，共做 36 次。中医有"气会膻中"的说法，膻中穴是梳理人体气机的要穴，按压这个穴位后展臂松拳，有开郁散结、调畅心气的功效。做后有助心情舒畅，有利于冠心病的辅助治疗。

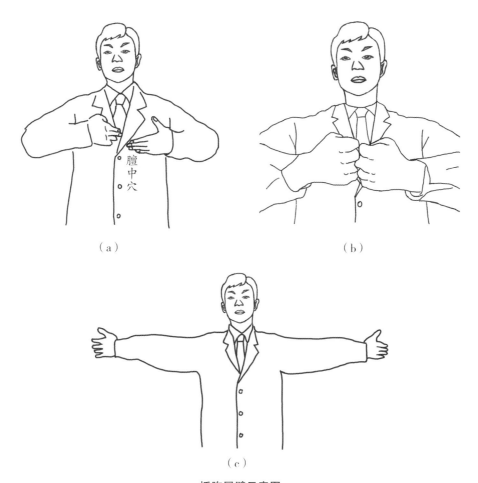

（a）

（b）

（c）

捶胸展臂示意图

相关的穴位注释

穴位名称	位置	临床作用
膻中	第四肋间和前正中线的相交点（两乳头连线的中点）	理气止痛、行气解郁、降逆止呕。中医有"气会膻中"一说，膻中穴是调理身体气机的主穴之一，对胸闷、咳喘、呃逆、乳汁不下等病症都有一定的调理功效

第三式 啄臂开郁

五指并拢呈鹰嘴状，如同小鸡啄米般从手心自下而上有节奏地每相隔3～5cm啄击，共计5～10次，直至肘关节。先叩击前臂内侧，然后叩击前臂外侧，两手轮替做。前臂内侧是手厥阴心包经的循行路线，前臂外侧是手少阳三焦经的循行路线，中医认为，三焦经与心包经互为表里，共同构筑起保护心脏的城墙和疏解心气的通路，经常叩击这两条经脉，有助清解心火，疏通血脉。

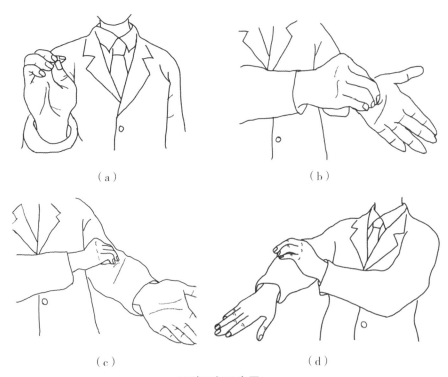

（a）　　　　　　　　　（b）

（c）　　　　　　　　　（d）

啄臂开郁示意图

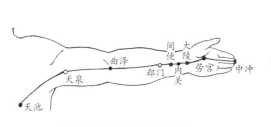

手厥阴心包经循行示意图

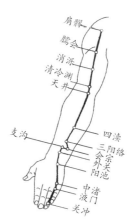

手少阳三焦经循行示意图

第四式 **举臂舒气**

两脚自然开立，与肩同宽。缓慢吸气，两手掌交叉，上举至头顶，至头顶后翻掌，同时两脚尖踮起；然后慢慢呼气，两手逐渐分开，缓缓沿身体两侧下落，重复 10 次。这个动作类似八段锦中的"双手托天理三焦"，实质是通过举臂配合缓慢的深呼吸，调理三焦气机，从而改善心肺的血液循环。

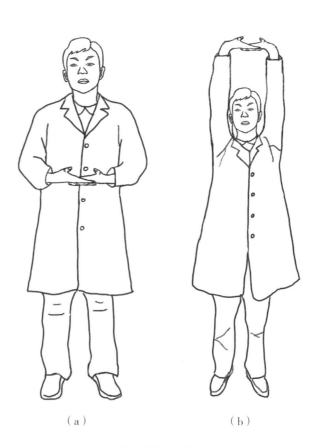

（a） （b）

举臂舒气示意图

结束式 **按劳宫，叩大陵**

点按手心劳宫穴 36 次，劳宫穴是手厥阴心包经的荥穴，五行属火，点按劳宫穴有助补益心气；然后两手掌根相对，空叩 36 次。掌根部的大陵穴是心包经的原穴，不仅有助补益心气，临床实践更表明该穴有确切的安神作用。掌根也是胃肠、肾、膀胱的反射区，用力叩击这个穴位所在的区域，有助调畅气机，防治心绞痛发作。

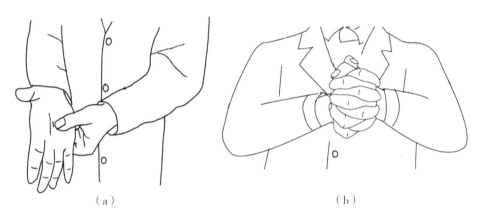

（a）　　　　　　　　　　　（b）

按劳宫，叩大陵示意图

相关的穴位注释

穴位名称	位置	临床作用
劳宫	在手掌心，当第二、三掌骨之间，握拳屈指时中指尖处	清心除烦，降压助睡眠，并有助治疗痒疮、口舌生疮
大陵	在手腕掌横纹的中点处	宽胸理气，宁心安神，主治心痛、惊悸、胃痛等病症，用力对叩有助平潜肝阳

四、通脉护心操练习的注意事项

1. 尽量选择在上午时间并且开阳通风的地方练习

因为心阳是人身阳气之中的大阳，而早上阳气较盛，选择这个时候练习，最有助于补益心阳。

2. 时刻留意身体状况

练习时如有胸闷等不适症状，需要立即停止运动，静坐休息，必要时舌下含服硝酸甘油等药物以缓解不适，如观察 10 分钟后症状仍未缓解，建议及时到医院就诊。

3. 辅助茶饮

练习后可以喝西洋参黄芪茶，有助补益正气。

4. 持之以恒

建议每天至少练习一次以上，长期坚持对于改善心肌供血、防治血栓很有帮助。

五、冠心病的食疗调护方

1. 有助改善心脏血液循环的食材

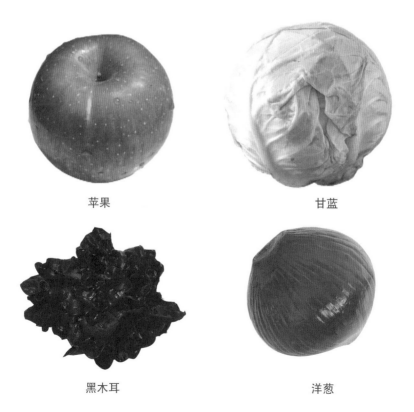

苹果　　　　　　　　　　　　甘蓝

黑木耳　　　　　　　　　　　洋葱

有助改善心脏血液循环的食材

名称	食材特点	其他类似食材
苹果	营养素均衡，富含钾离子，有很好的抗氧化、平衡电解质等功效	草莓、蓝莓、柚子、猕猴桃、蔓越莓
甘蓝（包菜、卷心菜）	富含花青素和多种维生素，有软化血管，辅助降血脂、降血糖的功效	胡萝卜、菜心、紫甘蓝、西蓝花、番茄
黑木耳	富含多糖、纤维素，有助降血脂、降低血液黏稠度，增强免疫力	香菇、草菇、竹荪、蘑菇
洋葱	促进新陈代谢，有助降血脂、促进血液循环、软化血管	京葱、大蒜、荞菜

2. 冠心病的常用食疗方

（1）番茄苹果鹰嘴豆淮山煲猪骨。

【材料】番茄 250 克，苹果 1 个，鹰嘴豆 50 克，淮山 500 克，猪骨 500 克，生姜 3 片。

【做法】番茄去蒂后切成小块，上述材料洗净，锅内加水 2500 毫升，煮开后放入，大火转小火煮 1.5 小时后下盐调味即可饮用。

【功效】生津解渴，益气扶正。适合于表现为乏力、口干、气短的冠心病气阴两虚证型患者。

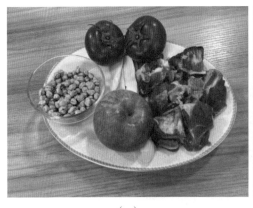
（a）

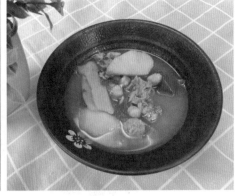
（b）

番茄苹果鹰嘴豆淮山煲猪骨

（2）党参田七灵芝炖乌鸡。

【材料】田七5克，赤灵芝20克，党参10克，乌鸡肉500克，生姜3片，红枣6颗。

【做法】乌鸡肉洗净后切成小块，炖盅内加水1000毫升，放入上述材料，盖好炖盅盖，隔水蒸炖1.5小时后下盐调味，放凉至室温即可饮用。

【功效】活血化瘀，养心安神。乌鸡肉富含多种微量元素，配合党参炖服有很好的养血扶正功效，田七配伍赤灵芝，活血化瘀，三者相配，补而不燥，对于改善睡眠质量、改善心脑微循环都很有帮助。这个食疗方适合冠心病患者作为日常调理食用，建议每周一次。

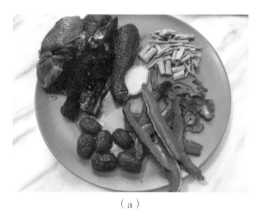
（a）

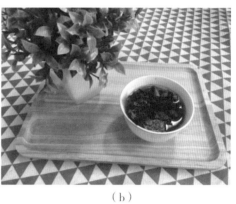
（b）

党参田七灵芝炖乌鸡

（3）西洋参麦冬蜂蜜茶。

【材料】西洋参5克，麦冬10克，蜂蜜20毫升。

【做法】将西洋参和麦冬洗净，壶内加水1000毫升，煮开后放入，小火煮5分钟后焖泡15分钟，放凉至室温后兑入蜂蜜即可饮用。

【功效】益气养阴，清火生津。西洋参茶是冠心病患者锻炼后的最佳饮品之一。

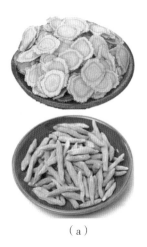

（a）

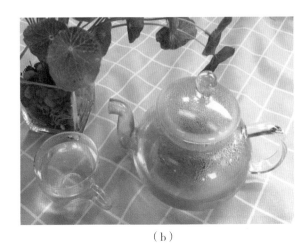

（b）

西洋参麦冬蜂蜜茶

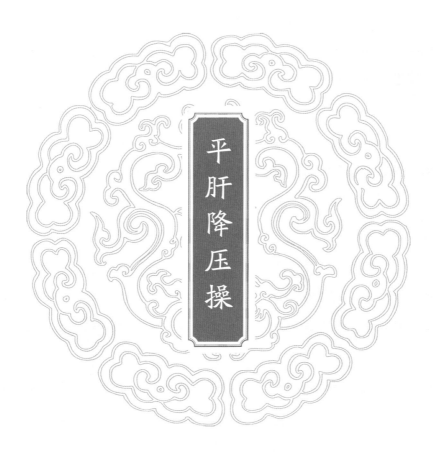

平肝降压操

一、高血压病的流行病学情况

高血压病是全球的常见病、高发病之一，该病和心肌梗死、心力衰竭、中风、肾衰竭等急危重症息息相关。据统计，全球每年有 1700 多万人次死于各类型的心血管疾病，其中死于高血压并发症达 900 万人次以上，近 10 年来和高血压相关的死因牢牢占据着死因榜的前三位，该病已成为威胁人类健康的主要疾病之一。中华人民共和国成立后 6 次大型居民健康状况调查情况表明，我国成人高血压患病率已由 1959 年的 5.11% 升至 2015 年的 23.2%，并且还有低龄化、年轻化的趋势，40～50 岁人群高血压的发病率已达 27.4%，近 10 年来上升了31.4%，是各年龄段中增长最快的人群。鉴于高血压病具有发病率高、致死率高的特点，我国已将其列入影响居民健康的重大攻关疾病之一，并将每年的 10 月 8日定为全国高血压日，以引起人们的重视。

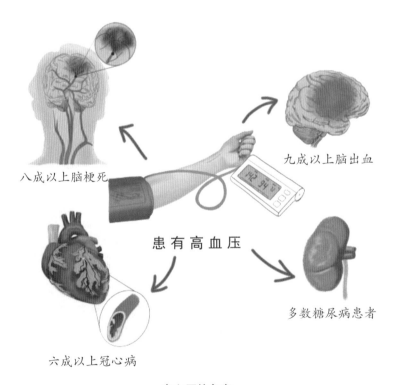

八成以上脑梗死

九成以上脑出血

患有高血压

多数糖尿病患者

六成以上冠心病

高血压的危害

二、高血压病的治疗现状

通常认为高血压与遗传、环境、不良生活习惯例如吸烟、饮食过咸等有关系，但最终病因尚未明确，因此目前治疗仍以对症降压为主要原则。

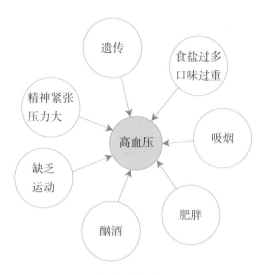

高血压的诱因

常用降压药简介

种类	药名举例	作用机理	适应证及注意事项
血管紧张素转换酶抑制剂（ACEI 类）	卡托普利、依那普利、福辛普利等	抑制血管紧张素Ⅱ的转化，同时减少缓激肽的降解，从而舒张血管	有神经源性水肿、刺激性干咳、高钾血症等副作用，不适用于肾动脉狭窄患者
血管紧张素Ⅱ受体拮抗剂（ARB 类）	厄贝沙坦、缬沙坦、氯沙坦、替米沙坦等	抑制血管紧张素Ⅱ的转化，从而舒张血管	有神经源性水肿、高钾血症副作用，不适用于肾动脉狭窄患者
β 受体阻滞剂	美托洛尔、比索洛尔、阿替洛尔等	阻断 β₁ 受体，从而降低交感神经的心血管活性	心率偏快或合并有冠心病的患者，不适用于Ⅲ级以上心功能不全患者

（续上表）

种类	药名举例	作用机理	适应证及注意事项
钙通道拮抗剂	氨氯地平、非洛地平、拉西地平等	通过拮抗钙通道从而舒张血管	最常用的降压药，副作用相对较少，主要是踝关节水肿、齿龈增生等
α受体阻滞剂	特拉唑嗪、多沙唑嗪	阻断血管平滑肌的α受体，从而舒张血管	副作用相对较少。初用有直立性低血压的可能，久用有一定的耐受性，需要增加剂量才能有效降压
利尿剂	氢氯噻嗪、吲达帕胺	通过利尿效应，减少血容量以及体内含钠量，从而产生降压作用	有电解质紊乱、诱发痛风等不良反应
复合制剂	复方卡托普利片、缬沙坦氨氯地平片、氯沙坦氢氯噻嗪片等	集两种降压药于一身，可以互为补充，加强降压作用	建议根据患者的不同情况进行具体选择

三、平肝降压操的创制思路及动作详解

1. 中医对高血压病的认识

中医并无高血压病名，历代医家根据高血压病的临床表现，大多将之归入"眩晕病""头痛病"范畴进行研究。《素问·至真要大论》中便开宗明义地提出"诸风掉眩，皆属于肝"的理论，成为后世治疗眩晕症的重要指导原则，其后元代名医朱丹溪指出"无痰不作眩""无瘀不作眩"等理论，很好地丰富了中医治疗眩晕症的方法。

借鉴西医的诊治思维，近代中医学家主张对高血压进行分期辨证治疗，在早期的时候，尚无心脑血管并发症，80%的患者以头痛、头晕、头胀、失眠等症状为主，脉诊多为弦脉，考虑肝阳上亢是此阶段的主导证型，故治疗上应重视平肝、疏肝法的应用，并主张心肝同治；到了中后期，不仅会出现气短、胸闷等症状，而且会出现不同程度的肾损害、心肌肥厚、心肌缺血样改变、周围动脉硬化

等靶器官受损表现，这时候虚实夹杂特别是心气不足夹痰瘀内阻或心肾阳虚夹水饮内停是最常见的证型，究其原因，主要是肝阳上亢导致脾土受遏，脾失健运导致痰瘀内结，肝气郁结导致心脉不畅，所以此阶段必须注意心肾同调，同时积极疏导血瘀、痰饮、气滞等病邪。

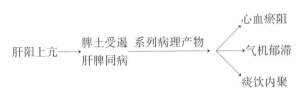

肝阳上亢可能导致的症状

从中医病机分析来看，高血压病的病位在肝，同时与心、脾、肾三脏相关，"肝阳上亢"这一证型贯穿了高血压发生、发展的全过程，因此平肝潜阳、通脉活血是治疗高血压的基本原则之一。本着"未病先防、既病防变"的原则，我们以调和心肝、疏通心脉为核心思想，创制了这套平肝降压操，长期坚持，有助降低交感神经兴奋性，改善心脏供血，平稳降压。

2. 平肝降压操动作详解

第一式 干梳头

用双手手指分别沿头顶、两颞侧从前往后梳至发尾，共计做 36 次。俗话说"十指连心"，手指头分布着十宣穴，刺激十宣穴有醒脑开窍、清热凉血的功效。干梳头有助降低中枢神经兴奋性，缓解焦虑。

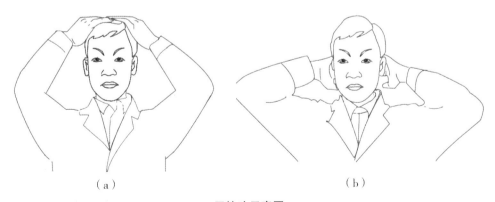

（a） （b）

干梳头示意图

第二式 **叩顶摸颈**

缓慢吸气，双掌交叉，从上往下轻叩头顶的百会穴，然后沿着后项部往下摸，同时缓慢呼气，共计做 36 次。百会穴是人体阳气汇聚的地方，叩击百会穴并向下抚按，有助潜敛阳气，缓解头痛、头晕症状。

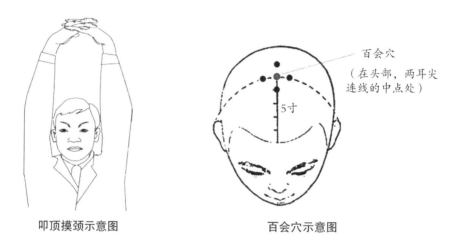

叩顶摸颈示意图　　　　　　　　　百会穴示意图

第三式 **摸颈入盆**

用双手的小鱼际从耳后头窍阴穴沿着颈部两侧，向下经缺盆穴往下抚按，头窍阴穴是足太阳、足少阳经的交会穴，而缺盆穴是多条经脉循行的汇合点，刺激这两个地方，可以调和心肝气血。现代医学研究表明，颈动脉含有调节血压的感受器，按摩颈动脉，可以降低心率，从而有助平稳血压。

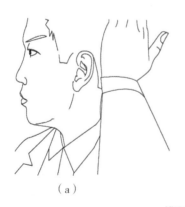 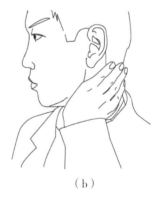

（a）　　　　　　　　　　　　　（b）

摸颈入盆示意图

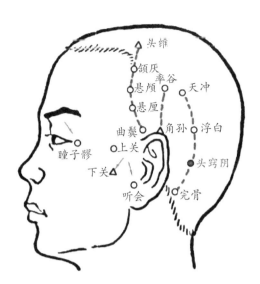

头窍阴穴示意图

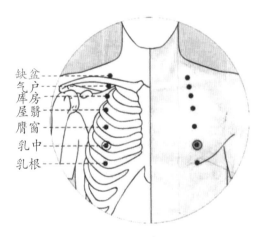

缺盆穴示意图

相关的穴位注释

穴位名称	位置	临床作用
头窍阴	耳后乳突的后上方，耳郭中上 1/3，往后二横指处	平肝熄风、降逆清热，有助降血压、治疗耳鸣
缺盆	锁骨上窝中点，胸骨前正中线旁开4厘米处	宣肺降气，可治疗咳嗽、咽痛、气促等病症

第四式 捶胸翻掌

右手拇指按住左手腕横纹上两寸的内关穴，左手握拳，捶击胸骨中部的膻中穴，然后向上推按至胸骨上部，向外翻掌，呼气，共计做 36 次。内关穴是宽胸开窍的特效穴位，有助缓解心绞痛；膻中穴有"气会"之称，捶击后按摩，有助行气活血，疏通心脉。

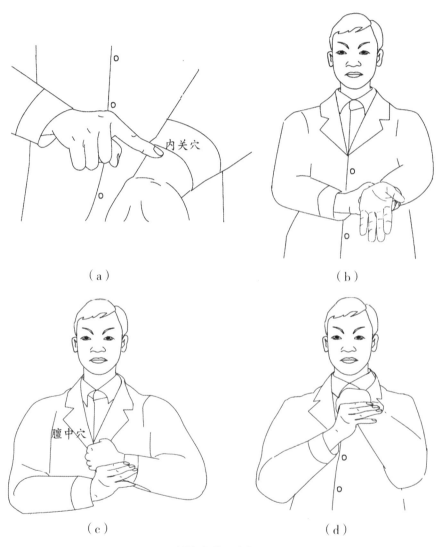

（a）　　　　　　　　（b）

（c）　　　　　　　　（d）

捶胸翻掌示意图

第五式 **曲臂下蹲**

　　双手的拇指、中指握住另一手臂内外侧的少海穴和曲池穴，按压同时下蹲，共计做 36 次，左右手交替各做一组。少海穴和曲池穴分别是手少阴心经和阳明大肠经的合穴，同时点按，能清泻心火，配合下蹲运动，能有效地平潜心阳，辅助降血压。

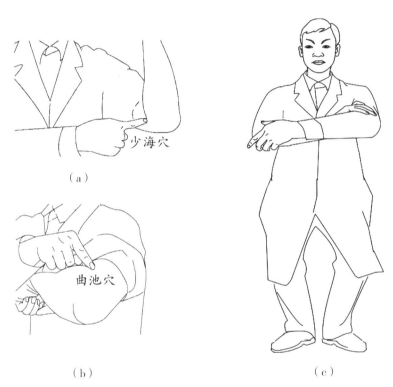

（a）

（b）

（c）

曲臂下蹲示意图

相关的穴位注释

穴位名称	位置	临床作用
少海	屈肘时在肘横纹尺侧纹头凹陷处	清心安神，理气通络，手少阴心经的合穴，主治高血压、尺神经麻痹、精神分裂症等病症
曲池	屈肘成直角，在肘横纹桡侧尽头处	清热凉血，祛风通络，主治高血压、咽喉肿痛、遍身风痒等病症

第六式　左右逢源

两手分别自下而上配合转腰运动画圆，先左手后右手，往左转腰时吸气，往右转腰时呼气，共计做36次。这个动作类似太极拳中的定步云手，目的是通过规律的呼吸运动来调节自主神经并按摩内脏，经常练习，有助改善心肺以及胃肠器官的微循环。

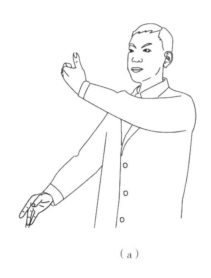

（a）

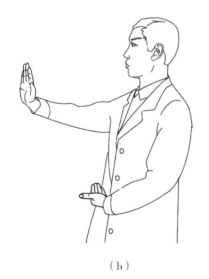

（b）

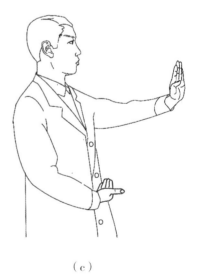

（c）

左右逢源示意图

第七式 如释重负

两手掌交叉，吸气，同时掌根部大陵穴对叩，然后分开，向后甩手，同时配合呼气，共计做 36 次。大陵穴是心包经的原穴，对于治疗神志疾病有显著疗效，用力对叩后呼气，有助去除心包经的伏火，调畅情志。

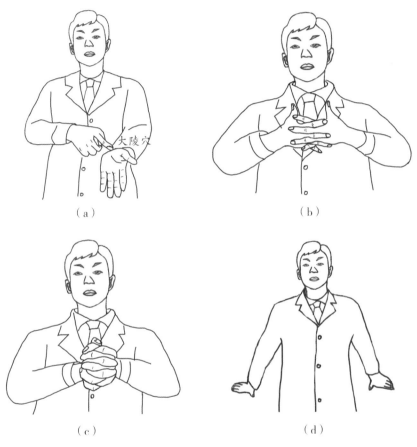

（a）　　　　　　　　（b）

（c）　　　　　　　　（d）

如释重负示意图

相关的穴位注释

穴位名称	位置	临床作用
大陵	在腕掌横纹的中点处	宽胸理气，宁心安神，主治心痛、惊悸、胃痛等病症，用力对叩有助平潜肝阳、安神助眠

结束式

双手同时点按足大趾和二趾之间的太冲穴、内踝和足跟连线中点的照海穴，共计做 36 次，左右脚交替。太冲穴是足厥阴肝经荥穴，照海穴是足少阴肾经上的八脉交会穴，同时点按，既能滋补肾阴又能平潜肝阳，让肝木有所涵养。临床实践表明，太冲穴有较好的辅助降压作用，睡前经常点按，有助稳定夜间血压。

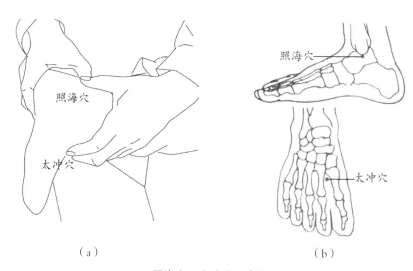

（a）　　　　　　　　　　　　　　（b）

照海穴、太冲穴示意图

相关的穴位注释

穴位名称	位置	临床作用
太冲	足背第一、二跖骨之间的凹陷处	平肝熄风，通络止痛，主治高血压、头痛、头晕、痛经、下肢痿痹等病症
照海	位于踝区，内踝尖正对下一横指的凹陷处	安神助眠，利尿通淋，主治神经衰弱、失眠、泌尿系统感染、月经不调等病症

四、平肝降压操练习的注意事项

1. 坚持练习

和内服西药一样，平肝降压操必须坚持训练才能体现其协同降压、疏肝理气的功效，建议每天早晚各练习 1 次。

2. 注意选择安静的练习环境，练习时尽量放松

"肝阳上亢"是高血压患者的核心证型，高血压患者普遍有容易激动、发怒的特点，因此练习时一定要挑选相对安静、空气流通的环境进行。练习时务必动作轻柔、缓慢，配合呼吸运动，不能着急，以利于潜降肝阳。建议每次练习时间不少于 5 分钟。

3. 配合食疗、耳穴、浴足等疗法

平肝降压是治疗高血压的一个非药物治疗方法，与传统西药对比，靶效应有限，因此还需要通过与其他方法一起配合才能取得比较好的辅助治疗效果。常见的高血压非药物治疗方法有食疗、耳穴、浴足等几种。

（1）常见的有助降血压的食材举例：

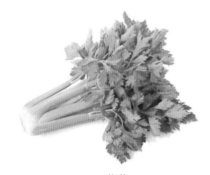

芹菜

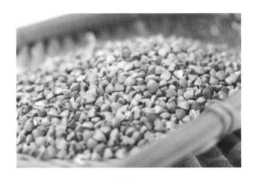

荞麦

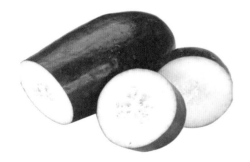

冬瓜

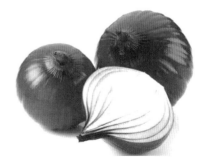

洋葱

常见降血压食材简介

名称	食材特点	其他类似食材
芹菜	含有芹菜甲素和芹菜乙素，可一定程度上降低血压，特别是芹菜叶所含的成分更高，有更好的辅助降压功效	枸杞叶、辣椒叶、豆角叶、番薯叶
荞麦	富含膳食纤维、烟酸以及维生素 P，有助软化血管、降血脂	燕麦、藜麦、高粱
冬瓜	典型的低钠食材代表，有很好的利水作用，特别是对肥胖型高血压患者更为适合	青瓜、丝瓜、苦瓜
洋葱	促进新陈代谢，有助降血脂、促进血液循环、软化血管	京葱、大蒜、荞菜

（2）常用食疗方。

① 枸菊茶。

【材料】枸杞子 10 克，白菊花 3 克。

【功效】枸杞子平补肝肾；白菊花平潜肝阳，清热下火。两者配合在一起，一清一补，标本兼顾，具有降脂降压、润肠排毒、缓解眼睛干涩以及视疲劳等功效。不但有助于平肝降压，更是上班族、电脑族、手机族必备的茶饮。

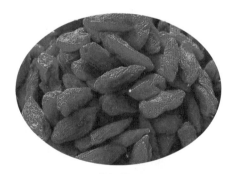

枸杞子

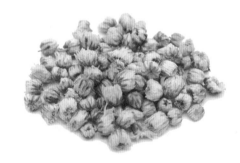

白菊花

② 杜寄茶。

【材料】杜仲叶 5 克，桑寄生 10 克。

【做法】煎水 500 毫升代茶饮，每日 1 次。

【功效】杜仲叶平补肝肾、止眩晕，桑寄生有祛风通络、平肝补肾的功效。

两药药性平和，均有一定的降压作用，而且安全无毒，特别是对于肝肾不足型高血压、冠心病、心律失常，均有很好的辅助治疗功效。

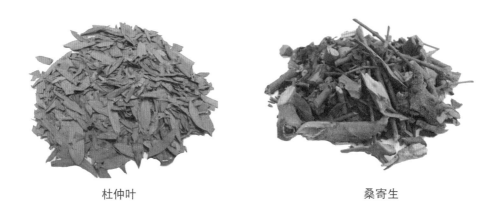

杜仲叶　　　　　　　　　　　　桑寄生

（3）耳穴压豆法。

耳穴压豆法有很好的全身调理功效。多个社区研究发现，耳穴压豆法的辅助降压效果可达75.8%，特别是对于肝阳上亢型高血压合并头痛、头晕等症状有较好的缓解作用。常用的降压耳穴主要有耳尖、神门、交感、皮质下、耳背沟等几个穴位，可根据患者具体情况进行酌情增减。建议每周1次，坚持3个月以上。

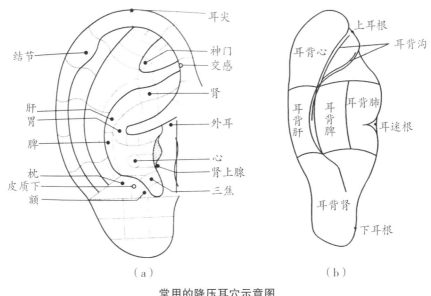

（a）　　　　　　　　　　（b）

常用的降压耳穴示意图

（4）浴足疗法。

浴足治疗高血压有悠久的历史，已故国医大师邓铁涛针对高血压患者的病机，拟出了"平肝降压浴足方"，多年的临床实践表明，该方不仅有助降血压、缓解头痛等症状，对失眠等症状也有一定的辅助治疗功效。

小窗口

邓氏高血压足疗方

材料： 牛膝30克，白芍30克，天麻、钩藤、夏枯草、吴茱萸、肉桂各10克。

做法： 上述药材加水2000毫升，煮开后再调为中火煮20分钟，关火放凉至50℃左右（有糖尿病史者温度应不超过40℃），浸泡20分钟左右。每晚1次，10天为一个疗程，连用3个疗程以上。注意浴足的同时配合双手对搓、干梳头等动作，更有利于扩张毛细血管，辅助降血压。

五、高血压患者的紧急降压方法

当收缩压 >180mmHg，或者伴见头晕、头痛时，往往需要紧急降压处理，否则患者将有可能出现心功能不全、心绞痛、急性脑血管意外等高血压急症。常见的处理方法如下：

（1）口服紧急降压药如卡托普利，每次25毫克舌下含服。舌下含服降压药吸收较快，而且没有首关消除效应，药物生物利用度高，容易起效，如有条件可联合镇静药如阿普唑仑、安定片2片口服，有助稳定患者情绪，快速降压。

（2）按压曲池、耳尖、内关、太冲等穴位，并配合缓慢深呼吸（每分钟12次左右）。如前述，曲池穴及耳尖穴有清心泻火的作用；内关穴能下气，并有改善心肌供血的作用；太冲穴是肝经的腧穴，有平潜肝阳的作用。当出现高血压急症时，可以轮替按压上述四个穴位，每穴按压30次，配合缓慢深呼吸，有一定的辅助降压作用。

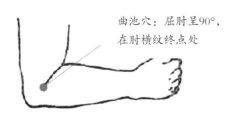

曲池穴：屈肘呈90°，在肘横纹终点处

曲池穴示意图

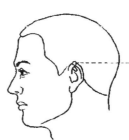

耳尖穴：耳部外耳轮最高点处

耳尖穴示意图

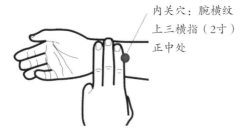

内关穴：腕横纹上三横指（2寸）正中处

内关穴示意图

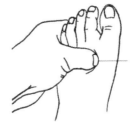

太冲穴：第一、二足大趾之间的凹陷处

太冲穴示意图

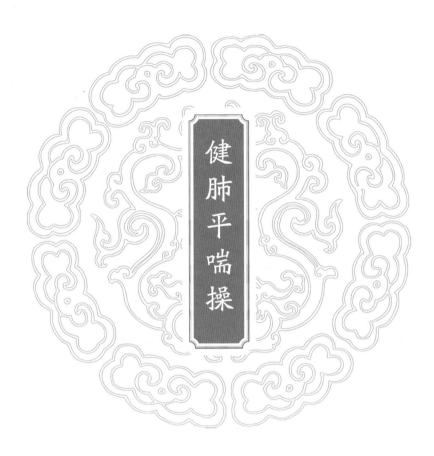

健肺平喘操

一、慢性阻塞性肺疾病的流行病学情况

如今大气污染日益严重，呼吸道疾病的发病率有逐年上升的趋势，其中慢性阻塞性肺疾病（简称 COPD 或慢阻肺）就是和大气污染相关的一种常见病。该病会导致支气管平滑肌增生及纤维化、呼吸道纤毛摆动功能下降、腺体分泌增加等，令细支气管变得僵硬，痰液容易潴留，使肺通气功能下降。患者会出现日益严重的呼吸困难症状，进而危及生命。据统计，全球 40 岁以上人群中 COPD 患病率达到 10% 左右，总患病人数超过 3 亿，其中男女患病比例约为 2：1。COPD 的死因顺位已从 10 年前的第六位攀升至第四位，并且还有上升的趋势，因此积极增强肺部的免疫力，改善肺通气功能，对于预防以及延缓肺疾病发展有重要意义。

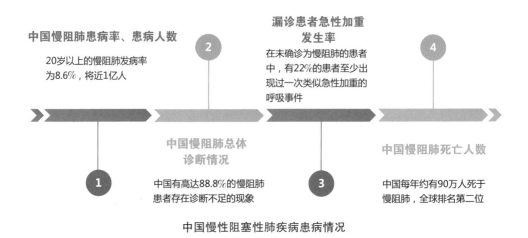

中国慢阻肺患病率、患病人数
20岁以上的慢阻肺发病率为8.6%，将近1亿人

2

漏诊患者急性加重发生率
在未确诊为慢阻肺的患者中，有22%的患者至少出现过一次类似急性加重的呼吸事件

4

中国慢阻肺总体诊断情况
中国有高达88.8%的慢阻肺患者存在诊断不足的现象

1

3

中国慢阻肺死亡人数
中国每年约有90万人死于慢阻肺，全球排名第二位

中国慢性阻塞性肺疾病患病情况

咳嗽、咳痰，气促，胸闷不适是慢性阻塞性肺疾病的三大主症，如得不到有效控制，三者将会形成恶性循环。

二、慢性阻塞性肺疾病的治疗现状

常见 COPD 治疗一览表

种类	名称	作用机理	适应证及注意事项
药物治疗	雾化吸入复方异丙托溴铵溶液	β_2 受体激动剂沙丁胺醇和胆碱能阻断剂异丙托溴铵的混合溶液，可以有效缓解支气管痉挛，是最常用的解痉药物之一，也是 COPD 患者的基础治疗方案之一	规律吸入长效的复方解痉药是轻中型 COPD 患者的基础治疗方案之一
	沙美特罗氟替卡松粉吸入剂	β_2 长效受体激动剂沙美特罗和糖皮质激素氟替卡松的混合吸入粉剂，可以有效缓解支气管痉挛，是最常用的解痉药物之一，也是 COPD 患者的基础治疗之一	吸入糖皮质激素对于中重度 COPD 患者比较适合，注意用药后需要漱口，否则有真菌感染的可能
	沙丁胺醇气雾剂	β_2 受体激动剂，可以缓解支气管平滑肌痉挛，为最常用的解痉疗法之一	容易引起心率增快、手抖等不良反应
	氨茶碱缓释片	传统的支气管扩张剂，兼具有提高心率、利尿、增加纤毛摆动等功能	治疗量和中毒量接近，因此不能过量
	羧甲司坦片、溴己新片、复方甘草片等	增加支气管的腺体分泌，有利于稀释痰液，其中羧甲司坦片还有一定的抗氧化作用，是 COPD 患者最常用的化痰药之一	复方甘草片有一定的阿片粉，长期大量适用有成瘾性风险
	金水宝片、泛福舒胶囊等	金水宝片是虫草粉提取物，泛福舒是多种细菌裂解后的提取物，对于提高体液免疫功能有一定的作用	泛福舒有特殊的疗程规定，服用 10 天后需要停药两周以待形成免疫应答
非药物治疗	低流量氧疗	改善患者的低氧血症状态，对静息状态下血氧饱和度低于90%患者适用	低流量间断吸氧有助改善 COPD 预后，但切忌随意加大吸氧浓度
	无创呼吸机辅助通气（Bipap 辅助通气）	Bipap 辅助通气对中晚期 COPD 患者有一定的辅助治疗效果，可以起到改善通气、减少呼吸肌做功的效果	需要在医生的指导下结合血气分析结果设置相应的参数

从上表可以看出，目前 COPD 治疗尚缺乏特效药，均以对症缓解为主，因此增强自身免疫力，改善体质，对于改善 COPD 患者的预后十分重要。

三、健肺平喘操的创制思路及动作详解

慢性支气管炎属于中医学"肺胀"范畴，在缓解期时以肺肾气虚、痰瘀互结为主要病机，而急性发作时则以肺气上逆、痰瘀阻络为主要证型，中医认为调理肺胀病离不开"理气""化痰""活血"等原则。我们根据"肺主气""心肺相关"以及五行相生等理论，创制了这套健肺平喘操，长期练习，可以增强肺部免疫力，改善呼吸功能，减少感冒以及哮喘的发生，并有助于肺炎康复。

预备式

双手洗净，大鱼际对擦至发红发热。大鱼际肌上的鱼际穴是肺经上的第二个穴位，主治肺经里的伏热，经常搓擦，有泻火止咳、宣肺平喘的作用。

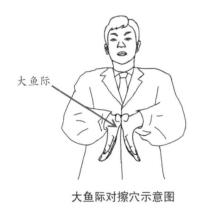

大鱼际对擦穴示意图

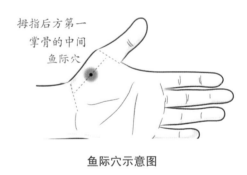

拇指后方第一掌骨的中间 鱼际穴

鱼际穴示意图

第一式 小鱼际对叩

两手小鱼际肌对叩，共计做 36 次。小鱼际是肺脏在手掌的投影，另外小鱼际边分布有手少阴心经的少府穴以及手太阳经的后溪、腕骨等穴位，用力对叩，有助梳理太阳经、心包经的气血，同时提高肺脏免疫力。

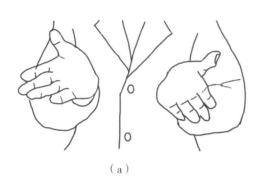

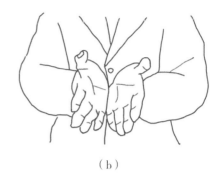

（a）　　　　　　　　　　　　　　（b）

小鱼际对叩示意图

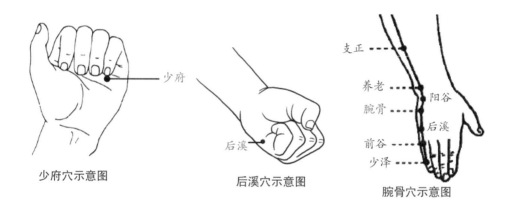

少府穴示意图　　　　　后溪穴示意图　　　　　腕骨穴示意图

相关的穴位注释

穴位名称	位置	临床作用
少府	第四、五掌骨间	发散心火，主治胸闷、胸痛、气短、失眠等病症
后溪	握拳取第五指掌关节后缘，手掌横纹头皮肤皱褶凸起的地方	通督脉，主治头痛、后背痛、落枕、烦躁不安等不适
腕骨	第五掌骨基底与三角骨之间的凹陷处	清热通络，主治外感热病

第二式 **点穴开胸**

两手拇指放在锁骨下方的中府穴，其余四指放在胸骨上。在按压中府穴的同时，四指有节奏地自下而上进行推按，共计做 36 次。中府穴是肺经的募穴，胸骨是任脉中的华盖穴、紫宫穴等经过的地方，是胸部气街所在之处，推按这些地方，有助调畅心肺气血，缓解气促。现代医学研究表明，胸骨后的胸腺是 T 淋巴细胞产生的地方，用力按摩这个地方，有助激活 T 淋巴细胞，增强机体免疫力。

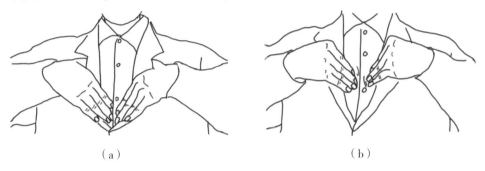

（a）　　　　　　　　　　　　　　　　（b）

点穴开胸示意图

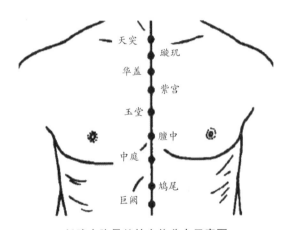

任脉在胸骨处的穴位分布示意图

相关的穴位注释

穴位名称	位置	临床作用
中府	前正中线旁开 6 寸	止咳平喘，清肺化痰
华盖	胸骨角中点	缓解咳喘、胸痛胸闷等病症
紫宫	前正中线平第二肋间	缓解咽痛以及咳喘、胸痛等病症
玉堂	前正中线平第三肋间	缓解咽痛以及咳喘、胸痛等病症
膻中	前正中线平第四肋间	缓解咳喘、心悸、心烦等病症

第二式 推擦肺俞

两手屈曲，四指尽量向下伸，放在脊柱两旁，自下而上推擦，共做 36 次。脊柱旁开 1.5 寸是足太阳膀胱经所过的地方，手指尽量下伸，自下而上分别有心俞、厥阴俞、肺俞、风门等穴位，刺激这些脏腑的俞穴有很好的补益功效。现代医学研究也表明，脊柱两旁有很多处于静止状态的免疫细胞，用力推擦，可以唤醒这些免疫细胞，增强人体抵抗力。

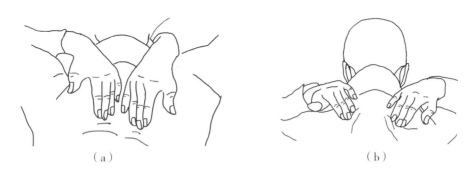

（a）　　　　　　　　　　　（b）

推擦肺俞示意图

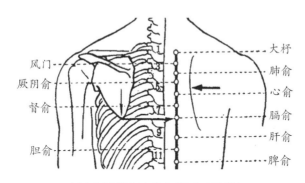

足太阳膀胱经穴位示意图（局部）

相关的穴位注释

穴位名称	位置	临床作用
风门	第二胸椎棘突下旁开 1.5 寸	宣肺解表，止咳平喘
肺俞	第三胸椎棘突下旁开 1.5 寸	缓解咳喘、咯血、鼻塞等病症
厥阴俞	第四胸椎棘突下旁开 1.5 寸	缓解咳喘、胸闷、气短等病症
心俞	第五胸椎棘突下旁开 1.5 寸	缓解胸闷、胸痛、心悸等病症

第四式 **按尺泽，推大包**

右手拇指按在左手肘横纹肱二头肌肌腱上的尺泽穴，左手屈曲呈 90°，左手掌放在右胁肋部的大包穴自外向内进行推擦，共做 36 次。尺泽穴是太阴肺经上的合穴，有清降肺火的作用，现代研究还表明，尺泽穴可辅助降血压。大包穴是脾经的穴位，有"统络阴阳诸络，灌溉五脏"的作用，推擦大包穴，可以改善心肺的灌注。

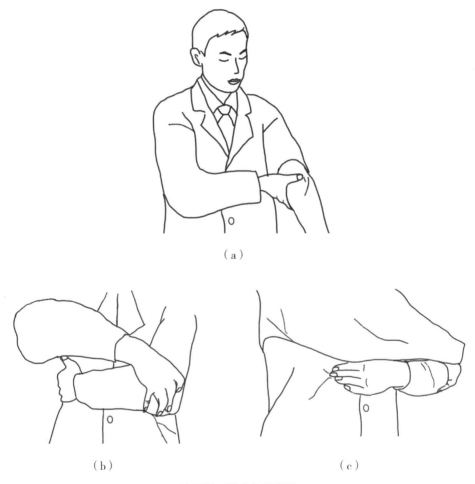

（a）

（b）　　　　　　　　　　　　（c）

按尺泽，推大包示意图

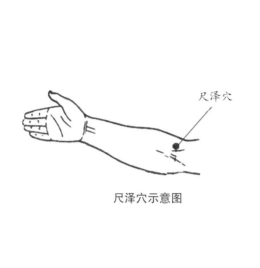

尺泽穴示意图

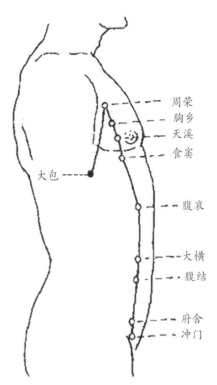

足太阴脾经腹部循行示意图

相关的穴位注释

穴位名称	位置	临床作用
尺泽	屈肘仰掌，在肘窝横纹中央	清泻肺火，止咳平喘，并有一定的降压作用
大包	腋中线第六肋间隙（乳头下两个肋间）	有助缓解胸胁闷痛、气短乏力、咳喘等病症

第五式 **左右开弓**

两手相对呈抱球状，右手在下，掌心向上，左手在上，掌心向下。右手自下而上划弧至右前额，翻掌至掌心略朝前，缓缓呼气，同时左手缓缓自上而下落在左腰前。然后两手相反，恢复抱球状，交替做 36 次。这个动作是太极拳中的白鹤亮翅，在做扩胸运动的同时配合呼吸运动，有助增加肺活量。

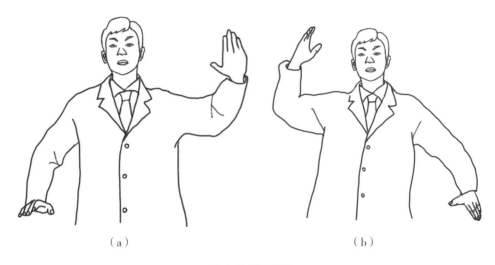

（a）　　　　　　　　　　　（b）

左右开弓示意图

第六式 升清吐浊

　　两手交叉，掌心向自己，边吸气，边自下而上提到胸前。翻掌前伸，边伸臂边发"yi"音，共做 36 次。这个动作的目的是前后拉伸胸廓，发"yi"音有助深慢呼气，可以锻炼呼吸肌，改善呼吸道的纤毛摆动。

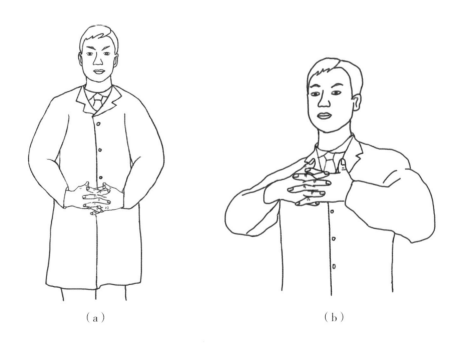

（a）　　　　　　　　　　　（b）

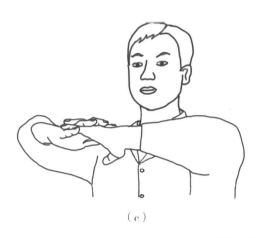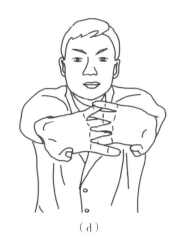

（c）　　　　　　　　　　　（d）

升清吐浊示意图

结束式

　　做操结束后，用拇指推擦腕骨前方和腕横纹交叉处的太渊穴，共计做 36 次。太渊穴是肺经的原穴，推按太渊穴有助补益肺脏，升提肺气，现代研究表明，刺灸太渊穴有助改善肺通气，降低气道阻力。

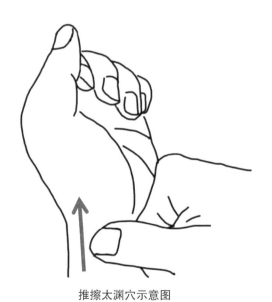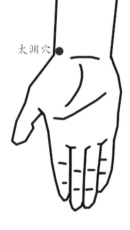

推擦太渊穴示意图　　　　　　　　　　太渊穴示意图

四、健肺平喘操练习的注意事项

1. 选择通风好的环境进行练习

良好的通风环境对于 COPD 患者的康复训练尤为重要，有助减少粉尘刺激。切忌选择过于潮湿、湿冷或粉尘大的环境练习。

2. 持之以恒

练习健肺平喘操贵在坚持，建议每天练习 1 次，一般 3 个月左右会收到一定的效果。

3. 练习后适当补充水分

COPD 患者由于呼吸道腺体分泌增多，常有咳痰症状，练习后及时补充水分，有助于稀释痰液，利于排出。

4. 起居注意点

（1）每天坚持适当的有氧运动，比较适合 COPD 患者的有氧运动有步行、游泳等。如果身体条件允许可以坚持游泳，对提高免疫力十分有帮助。

（2）切忌吸烟、饮酒以及进食辛辣温热食物，如狗肉、鹅肉、炸花生米等，这些不良的生活习惯会刺激呼吸道充血以及腺体分泌，诱发呼吸道反复感染。

（3）日常起居注意配备血氧饱和度夹做监测，一旦出现血氧饱和度低于90% 的情况需要及时就医。

五、有助养肺的食材及食疗方推荐

1. 养肺食材数"三白"

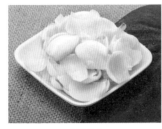 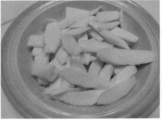 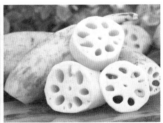

鲜百合　　　　　　　　　鲜淮山　　　　　　　　　鲜莲藕

"三白"简介

名称	食材特点	其他类似食材
鲜百合	润肺止咳,清心安神,辅助降血糖。富含生物碱类物质,对热病口干有较好的调理功效	竹荪、苦瓜、牛蒡、粉葛、马蹄、薏米等
鲜淮山	补脾养肺,固肾益精。富含黏蛋白和淀粉,有助健脾生肌,增强呼吸道的免疫力	魔芋、土豆、红薯、参薯(毛薯)等
鲜莲藕	清热凉血,健脾止泻,补肾润肺。富含黏蛋白和膳食纤维以及微量元素,对提高人体免疫力很有帮助	沙葛、栗子、莲子、花生、核桃、荷包豆等

2. 日常食疗方推荐

(1)雪梨川贝南北杏炖猪肺。

【材料】川贝 10 克,南北杏 10 克,新鲜雪梨 1 个,猪肺 100 克,生姜 2 片。

【做法】将猪肺洗干净,切成小块;雪梨去皮、核,将上述材料一起放入炖盅,加水 250 毫升,文火炖 1.5 小时。

【功效】润肺止咳,下气化痰,猪肺有很好的扶正功效,该食疗方尤其适宜久咳并伴见口干咽燥、痰黏难咯以及容易便秘者。

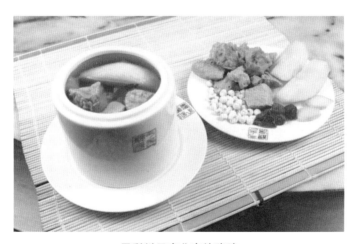

雪梨川贝南北杏炖猪肺

（2）沙参百合黄精甘草煲水鸭。

【材料】沙参 20 克，百合 20 克，黄精 10 克，甘草 10 克，水鸭 500 克，生姜 3 片。

【做法】上述材料洗净，锅内加水 2500 毫升，煮开后放入，大火转小火煮 1.5 小时后下盐调味即可饮用。

【功效】滋阴清肺，润燥生津。黄精配百合有助增强气道免疫力，该方对免疫功能欠佳、反复感染的慢性肺气肿患者较为合适。除了黄精配百合这个食疗药对外，淮山配薏米、党参配枸杞等也是有助提高 COPD 患者免疫力的常用药对。

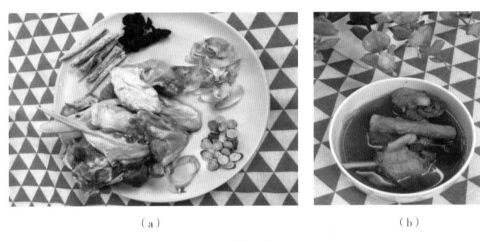

（a）　　　　　　　　　　　　　　　（b）

沙参百合黄精甘草煲水鸭

（3）红景天五指毛桃枸杞炖排骨。

【材料】红景天 5 克，五指毛桃 30 克，枸杞子 20 克，排骨 500 克，生姜 3 片。

【做法】上述材料洗净，炖盅内加水 2000 毫升，隔水蒸炖 2 小时后下盐调味即可饮用。

【功效】益气生津，凉血活血。该食疗方气血双补，并有助改善肺血循环，特别适合伴见胸闷、胸痛症状的 COPD 患者。方中所用的红景天既有助提高人体对缺氧的耐受力，又有助改善肺血微循环，是比较适合 COPD 患者日常调理的中药材之一。除此之外，例如丹参、当归、三七等也是比较合适的调理中药材。

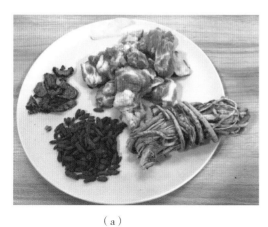
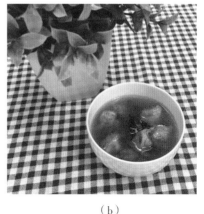

（a）   （b）

红景天五指毛桃枸杞炖排骨

（4）木瓜核桃鸡脚炖海参。

【材料】木瓜1个（约500克），海参2条，核桃10克，鸡脚4只，瘦肉250克（按需），生姜2片。

【做法】海参泡发后备用，鸡脚洗净，和上述其他材料一起放入炖盅，加水500毫升，隔水蒸炖1.5小时下盐调味即可食用。

【功效】滋阴养血，肺肾双补。木瓜有"岭南果王"之称，熟食健脾养血润肠道，海参搭配枸杞子、核桃等材料，肺肾双补而又不上火，可谓老少咸宜。这款汤水味道清甜可口，有助改善便秘，而且能有效锁住皮肤水分，对抗燥邪，增强人体免疫力。

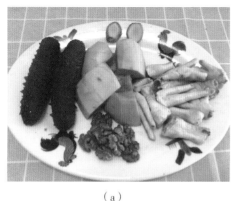
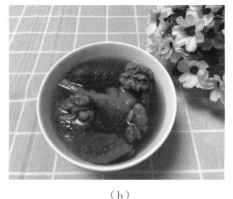

（a）   （b）

木瓜核桃鸡脚炖海参

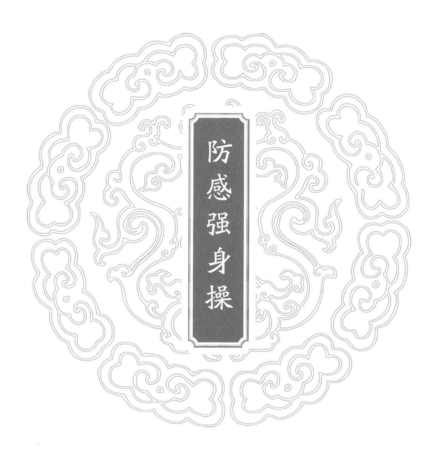

防感强身操

一、流行性感冒的流行病学情况

流行性感冒是一种由流感病毒诱发的急性呼吸道传染病，具有菌株变异度高、传染力强、传播速度快的特点，会在短时间内形成大暴发流行。按照世界卫生组织的调查报告，6~14岁的学龄人群以及60岁以上老年人是流感的易感人群，全球每年有4亿~8亿人感染过流行性感冒，死亡病例为25万~50万人。由于流感病毒容易变异，现代医学对流感尚缺乏特效药物，因此有反复感染的可能。增强自身免疫力、注射流感疫苗是目前公认的防治流感的最佳方法。

治疗流感的常用西药一览表

名称	作用机理	副作用	备注
奥司他韦、扎那米韦、帕拉米韦等	神经氨酸酶抑制剂，主要起到阻止病毒释放和侵犯的作用，对甲、乙型流感均有一定治疗效果	引发恶心、呕吐、纳差等消化道症状以及头痛等神经症状	目前治疗流感的一线用药。建议出现症状后使用
α-干扰素	活化包括巨噬细胞、T细胞、B细胞、NK细胞，并且诱导系列抗体的合成，对多种病毒均有抑制作用	血细胞减少引发畏寒、头痛、肌肉酸痛等不适	副作用偏多，多作为二线药物使用
金刚烷胺、金刚乙胺	M_2蛋白抑制剂，主要是抑制甲流病毒进入细胞内，为窄谱类病毒抑制剂	头晕、恶心、失眠等	容易产生耐药性，对甲流疗效已有下降
阿比朵尔	非核苷类抗病毒药，主要通过抑制病毒复制起作用	恶心、腹泻等消化道症状，发生率不高	疗效不确切
利巴韦林	对麻疹病毒、水痘病毒等多种病毒的DNA和RNA有抑制作用，但对流感病毒缺乏特异性	可导致血细胞减少、肝功能受损、乏力、头痛、失眠等症状	疗效不确切

二、防感强身操的创制思路及动作详解

　　中医认为流感病毒为瘟疫，人体感染瘟疫邪气后，会有咽痛、头痛、干咳、肌肉酸痛等表现，疼痛较为剧烈，并常伴有乏力、恶寒发热等表现。从中医角度看，流感痛症所在之处都属于太阴肺经以及足太阳膀胱经所过之处，而恶寒、肌肉酸痛、头痛等也是太阳经、阳明经受邪的表现。我们根据"其在皮者，汗而发之"以及"肺与大肠相表里""先安未受邪之地"等理论，创制了这套防感强身操，经常练习，有助提高机体免疫力，疏解病邪。

预备式

　　双手洗净，双手大鱼际对擦至发红发热。大鱼际肌上的鱼际穴是肺经上的第二个穴位，主治肺经里的伏热，经常搓擦，有泻火止咳、宣肺平喘的作用。

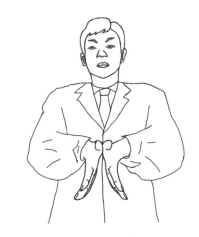

大鱼际对擦示意图

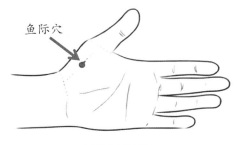

鱼际穴

鱼际穴示意图

相关的穴位注释

穴位名称	位置	临床作用
鱼际	手掌半握拳，第一掌骨桡侧后方的凹陷处	清热凉血，止咳平喘

第一式 虎口对击

两手虎口对击，各计做36次，左右轮替。虎口是合谷穴所在处，用力对撞，可以清泻阳明经的伏热，尤其是对咽喉肿痛等病症有比较好的辅助治疗功效。

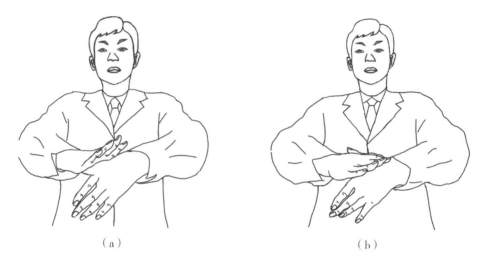

（a） （b）

虎口对击示意图

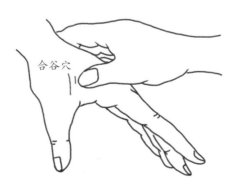

合谷穴

合谷穴示意图

相关的穴位注释

穴位名称	位置	临床作用
合谷	手掌半握拳，第二掌骨桡侧中点	"面口合谷收"，合谷穴有清泻热毒的功效，特别对头面部的不适症状如牙痛、咽痛、头痛、流鼻血等，刺灸合谷穴可以起到治疗作用

第二式 握拳对叩

两手握拳，凹凸面对叩，共计做 36 次。指蹼的凹陷处为八邪穴，为经外奇穴，左右各 4 个，有祛风通络、清热解毒的功效。双手握拳用力对碰后会有微微出汗的感觉，对缓解感冒头痛有较好疗效。

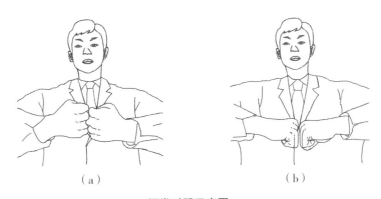

（a）　　　　　　　　（b）

握拳对叩示意图

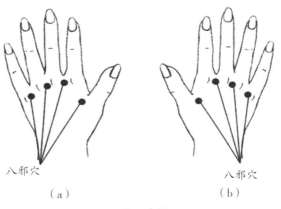

八邪穴　　　　　　　　　八邪穴
（a）　　　　　　　　　（b）

八邪穴示意图

第三式 擦胸搓背

两手握拳，右手拳面指骨放在胸骨上，左手拳面指骨放在脊柱上，上下摩擦，共计做36次。左右交替。胸骨以及脊柱棘突含有可造血的红骨髓，而且胸骨后的胸腺更是T淋巴细胞产生的地方，用力按摩这两个地方，有助增强免疫力。从中医角度来看，胸骨是任脉所经过的地方，也是胸部气街所在之处，脊柱是督脉所在之处，用力推按，有助升阳通脉，调畅气血。

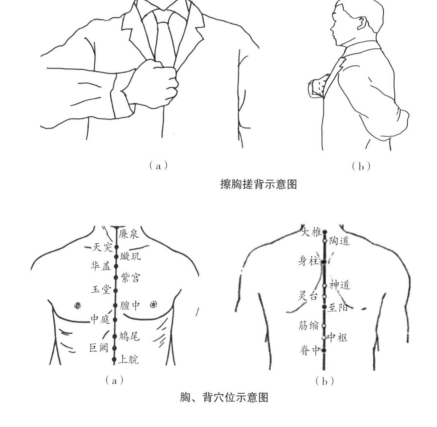

（a）　　　　　　　　　　　（b）

擦胸搓背示意图

（a）　　　　　　　　　　　（b）

胸、背穴位示意图

相关的穴位注释

穴位名称	位置	临床作用
紫宫	前正中线第二肋间	降逆平喘，主治咳逆上气、心烦胸闷等病症
中庭	前正中线第五肋间	降逆止呕，主治胸胁胀闷、饮食不下等病症
至阳	第七胸椎棘突下凹陷中	平喘镇咳，主治胸胁胀闷、咳喘上气等病症

第四式 点肋揉腹

两手拇指放在乳头对下两个肋间的期门穴，另外四指相对，放在肚脐两旁，点按期门穴的同时两手逆时针画圈揉按腹部，共计做36次。期门穴是肝经的募穴，中医经典名著《伤寒论》就指出，出现热病伴有口干、出汗以及烦躁等神志症状时刺激期门穴，对疏导邪气外出很有帮助。

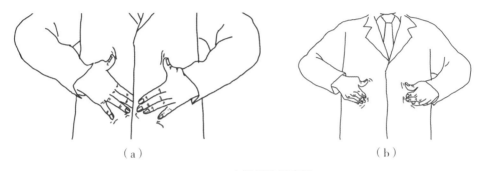

（a） （b）

点肋揉腹示意图

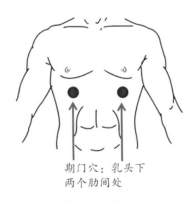

期门穴：乳头下
两个肋间处

期门穴示意图

相关的穴位注释

穴位名称	位置	临床作用
期门	乳头下两个肋间处（第六肋间）	疏肝理气，主治胁肋部胀痛、咳喘、呃逆、腹胀等病症

第五式 捶胸顿足

右手食指按曲池穴，食指和拇指卡在左手肘，左手握拳，用力捶右侧锁骨下的胸大肌，然后右脚用力踏地，共计做 36 次。左右交替。曲池穴是清热凉血的要穴，锁骨下的胸大肌附近有肺经的中府穴和阳明胃经的库房穴，足心处有涌泉穴，用力刺激这些穴位，可以刺激肺肾经的气血，达到肺肾同治、增强免疫力、疏邪外出的作用。

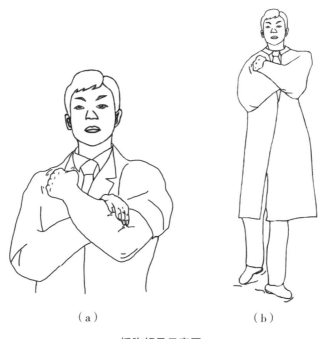

（a）　　　　　　　　　　　（b）

捶胸顿足示意图

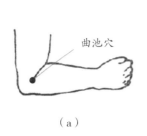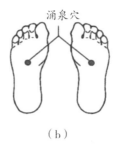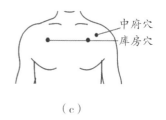

涌泉穴

曲池穴

中府穴
库房穴

（a）　　　　　　　（b）　　　　　　　（c）

相关穴位示意图

相关的穴位注释

穴位名称	位置	临床作用
库房	锁骨中线下和第一肋间隙交界处	止咳定喘，理气化痰。用于热病引起的咳嗽、胸闷胀气、喘促等病症
涌泉	足底第二、三趾与足跟连线的中上1/3处	足少阴肾经的第一个穴位，有滋肾清热、开窍通络的作用，并有辅助降压、止头晕等作用

第六式 入木三分

取坐姿，右手四指握拳，拇指曲起，放在膝盖内侧阴陵泉穴，两腿用力夹住，左手四指握住拇指，呈婴儿拳，自胫骨的足三里穴开始向外叩至腓骨下方，共计叩击 36 次。左右轮替。这个区域有足三里穴、阴陵泉穴、阳陵泉穴及胆囊穴，足三里穴是调节免疫力的要穴，而阴陵泉穴以及阳陵泉穴则是脾经和胆经的保健要穴，用力刺激这些穴位，可健运脾胃、疏通胃肠气机，有助扶正补益，疏导邪气外出。

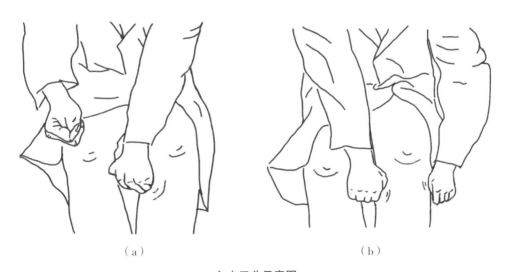

（a）　　　　　　　　　　　（b）

入木三分示意图

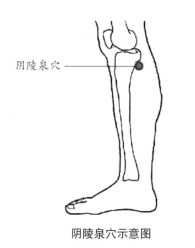 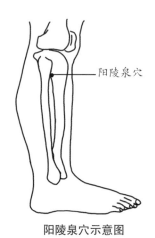

阴陵泉穴示意图　　　　　　　阳陵泉穴示意图

相关的穴位注释

穴位名称	位置	临床作用
阴陵泉	胫骨内侧髁下缘与胫骨内侧缘之间的凹陷中	健脾化湿，行气消肿，对慢性腹泻、膝关节肿痛、小便不利等疾病有较好的调理功效
阳陵泉	膝下外侧，在腓骨小头前下方的凹陷处	疏肝理气，舒筋通络。为足少阳胆经的合穴，对肝炎、胆囊炎引起的胁肋部胀痛以及下肢痹痛、膝关节病等都有较好的辅助治疗功效

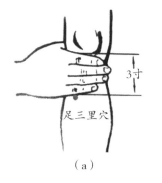 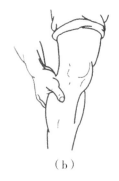

（a）　　　　　　　　　　（b）

足三里穴示意图

注：足三里穴位于膝眼下四横指，旁开一横指处，有强壮体质、健运脾胃等功效，是长寿要穴。实验表明，针刺足三里穴有助提升吞噬细胞的活力，对于体虚人士，可以每天都揉按一下足三里穴，有助增强体质。

结束式

做操结束后两手拇指放在两耳后的风池穴，四指并拢，放在头顶的百会穴，有节奏地摇按，共计做 36 次。按揉后局部有发热感。风池穴是足少阳胆经腧穴，且颈后部为人体阳气通行的重要通路，刺激风池穴能够通利清阳之气，可缓解鼻塞流涕、咽痒咳嗽、头痛等病症。现时的研究也表明，针刺风池穴、百会穴，有助于缓解呼吸道的过敏症状。

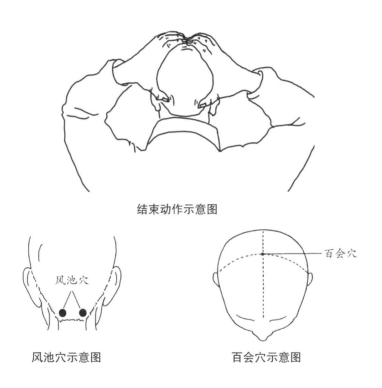

结束动作示意图

风池穴示意图   百会穴示意图

相关的穴位注释

穴位名称	位置	临床作用
风池	头后枕骨两边的凹陷处	足少阳胆经的穴位，有疏风通络的功效，对风邪引起的头痛、头晕、鼻塞、迎风流泪等病症有一定的治疗调理作用，并可辅助降压
百会	两耳尖直上，头顶正中处	督脉上的穴位，有升阳、提神醒脑的作用，对风邪侵袭导致的头痛、头晕、鼻塞等症状疗效较佳

三、防感强身操练习的注意事项

1. 注意环境通风

练习防感强身操时一定要选择通风、采光好的地方，良好的通风才能降低相互传染的概率。切忌在寒湿、阴暗、不通风、粉尘大的地方练习，这些地方不利于邪气的疏泄。

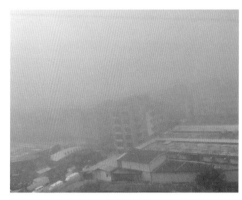

灰霾阴暗

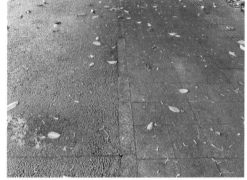

潮湿

2. 注意关键部位的保暖

换季常常是流感的高发时期，因为换季常伴大风、多雨或雷电等天气变化。中医认为这种情况下常会夹杂有风邪、寒邪等因素，因此抵御风邪是预防流感的重要环节。出门可以佩戴口罩、围巾，穿袜子及保暖衣物（如羽绒背心等），忌汗出当风、赤脚走路。尤其是患了感冒的人群以及自身免疫力低下的人士，更应该做好颈部、背部、足部三处的保暖，出汗之后一定要及时更换衣服，这样才能防止寒邪入侵。

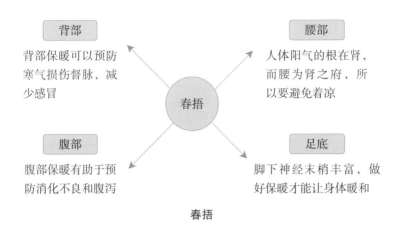

春捂

背部：背部保暖可以预防寒气损伤督脉，减少感冒

腰部：人体阳气的根在肾，而腰为肾之府，所以要避免着凉

腹部：腹部保暖有助于预防消化不良和腹泻

足底：脚下神经末梢丰富，做好保暖才能让身体暖和

春捂

四、有助抵御流感病毒的其他方法

1. 优质睡眠

睡眠是人体自我修复、清除体内有害物质的重要过程，高质量的睡眠有助于提高抗体浓度以及免疫细胞的活力和数量，从而使人体抵抗力增强，相反，熬夜会显著削弱人体的免疫力。因此，在流感急性期主张患者要多休息。有科学实验研究表明，夜间 10 时至凌晨 3 时是免疫系统高效工作的时间，也是肝脏合成代谢、排毒的高峰期，建议流感流行期间，特别是学龄儿童和老年人，一定要准时上床休息，切忌晚睡或者熬夜。

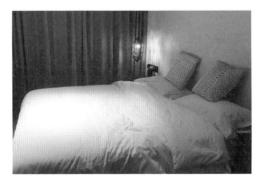

睡觉

注：晚上最佳入睡时间：22—23 时；夜间最佳睡眠时长：7～8 小时；午睡最佳时间：13时；午睡最佳时长：40～50 分钟。

2. 注重手、口、鼻卫生

保持手部卫生是公认的预防流感的重要方法，洗干净双手能有效减少自身感染的概率。流感病毒除了在手部停留外，还会停留在鼻腔、口腔等位置，要有效抵御流感病毒，除了洗手外，还要注意口腔和鼻腔卫生。

（1）正确的七步洗手法。

正确的七步洗手法可以有效减少手部细菌载量。指甲、指蹼等位置是细菌容易停留的地方，在冲洗的时候可以适当多冲洗一下。

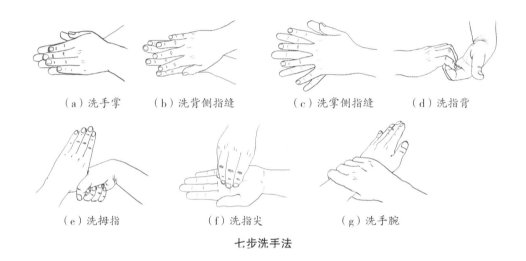

（a）洗手掌　　（b）洗背侧指缝　　（c）洗掌侧指缝　　（d）洗指背

（e）洗拇指　　　　（f）洗指尖　　　　（g）洗手腕

七步洗手法

（2）茶水漱口。

茶叶中的儿茶素具有抑制流感病毒活性的作用，在流感高发季节，每天早晚用茶水漱口2~3次，有助于抑制口腔细菌、病毒的生长，保持口腔清洁，长期坚持还有助于防止蛀牙。新鲜绿茶、白茶中儿茶素含量较高，是比较理想的清洁口腔的含漱液，建议餐后、下班前含漱。

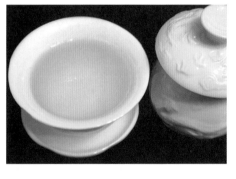

茶水

（3）冷热水交替洗鼻。

用冷热水交替洗吸鼻子，每天2~3次。晨起洗脸、午间休息、下班后都是洗鼻的合适时机。每种水温吸吐 4 ~ 5 下，对于清理鼻腔细菌很有帮助。另外，坚持这样洗鼻，对于防治过敏性鼻炎、慢性咽炎发作也有一定功效。

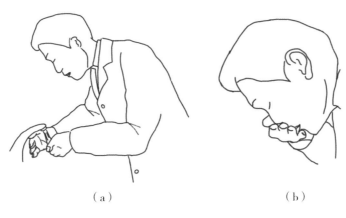

（a）　　　　　　　　　　（b）

洗鼻

3. 熏蒸药艾

实验研究表明，野菊花、苍术、白芷、青蒿等中药材在燃烧时产生的烟雾具有消毒灭菌的临床效果，特别是对大肠杆菌、鼠伤寒沙门氏菌、结核分枝杆菌等病菌的抑菌效果较好。上述药材和艾绒混合做成的药艾条有很好的辟瘟清感作用，每日熏蒸一次，有助清洁居所，减少呼吸道感染的概率。教室、生产车间、电影院、餐厅、手术室、注射室等是病毒浓度较高的地方，流感期间，建议每天熏药艾 1 次。

4. 刮痧外治

我们的腹背部、四肢皮下分布着许多处于休眠状态的淋巴细胞，经过针刺、刮痧、拔罐等特殊刺激，有助唤醒这些淋巴细胞投入战斗。当我们患有感冒时，可以在背部（足太阳膀胱经所过之处）和大腿、双上肢内侧（手足阳明经所过之处）刮痧，每周 1 ~ 2 次，可以疏导病邪，并且有助于提高免疫力，缩短病程。另外，刮痧需要做好局部皮肤清洁，而且要涂擦艾草精油、驱风油等作为介质。对于感冒刮痧，以铜砭刮痧较为适宜，每个部位顺着方向刮痧 30 ~ 40 次。

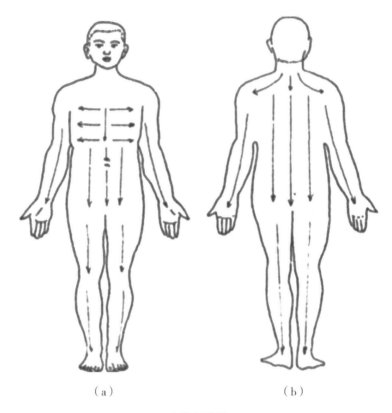

（a）   （b）

人体经脉图

5. 食疗调补

（1）中药茶饮。

【材料】薄荷叶 3 克，白菊花 3 克，柠檬叶 1 片。

【做法】开水焗泡 10 分钟，每天 1 次。

【功效】薄荷配白菊花有很好的疏风解表作用，柠檬叶有理气功效，三种药材泡茶饮用，有助于预防呼吸道上火的症状，有一定的预防流感功效。

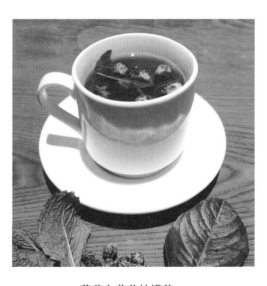

薄荷白菊花柠檬茶

（2）苦瓜干黄豆煲蚝豉。

【材料】苦瓜干 20 克，黄豆 20 克，瘦肉 500 克，蚝豉 7 只，生姜按需。

【做法】上述材料洗净，加水 2000 毫升，大火转小火煮 2 小时后下盐调味即可饮用。

【功效】清热凉血，解咽喉毒，特别是对感冒初期咽喉肿痛、口干不适等病症有较好的辅助治疗功效。

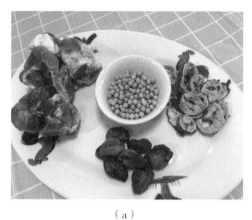
（a）

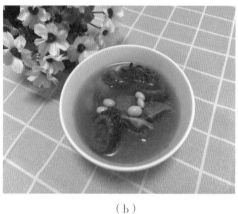
（b）

苦瓜干黄豆煲蚝豉

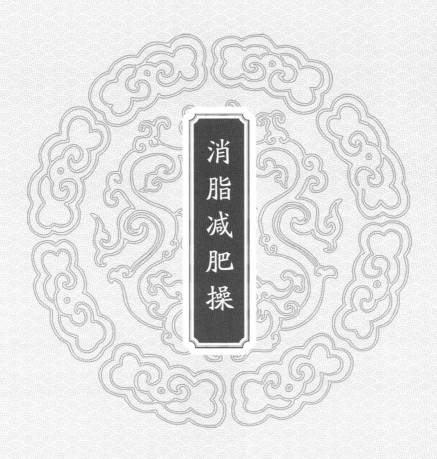

消脂减肥操

一、肥胖的流行病学情况

1. 肥胖的流行病学

肥胖是一种常见的亚健康状态。据统计，截至 2020 年全球肥胖率已达24.67%，特别是在欧美国家，肥胖率更是高达 28.9% ~ 33.4%，我国目前的肥胖率也已攀升至 16.4%，并且有快速增加的趋势。肥胖并非单纯的体重超标，而是一种体内脂肪组织积蓄过剩的状态。随着内脏脂肪的堆积，糖脂代谢会逐渐趋向于以合成代谢为主，大血管的斑块沉积将会越来越明显，严重影响重要脏器的供血，从而诱发诸多健康问题，例如冠心病、2 型糖尿病、脑卒中、痛风等。据统计，肥胖会使急性心肌梗死、脑梗等心脑血管急症的发生风险升高 4 倍以上，肥胖还是肝癌、胰腺癌、肾癌、子宫内膜癌等恶性肿瘤的"好友"，因此肥胖是不可忽视的健康杀手，必须寻找有效的诊疗手段进行干预。

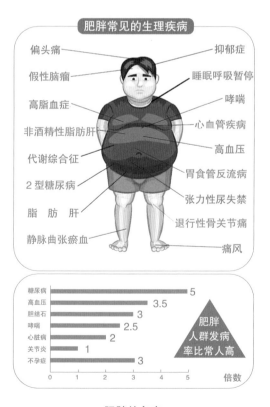

肥胖的危害

我国的肥胖患病情况呈"北高南低"的分布特点，有关数据统计显示，内蒙古、新疆、山东、河北是我国肥胖的高发区。

2. 肥胖的判断标准

肥胖程度判断

测量方法	轻度肥胖	中度肥胖	重度肥胖	备注
体重指数［BMI：体重（kg）/身高（m²）］	28~31	32~35	>35	孕妇不宜使用 BMI 作为判断标准
体脂率（身体成分分析仪）	女性：30%~34% 男性：20%~24%	女性：35%~40% 男性：25%~30%	女性：>40% 男性：>30%	
腰臀比［腰围（cm）/臀围（cm）］	女性：0.8~1.0 男性：0.95~1.2	女性：1.1~1.35 男性：1.3~1.5	女性：>1.35 男性：>1.5	

3. 肥胖的治疗现状

目前肥胖的治疗主要是生活方式干预、药物治疗以及手术治疗，其中生活方式干预（如节制饮食、运动）是最基本和最重要的治疗方法，如效果不理想，再配合药物治疗、外科手术等。对中重度肥胖患者，单纯的生活方式干预往往已无法达到预期的减肥目标。据报道，美国已有35%的成年人需要药物治疗肥胖，中国国民中使用减肥药物的人数将稳步上升，但减肥药存在着各种副作用。手术减重短期效果显著，但存在手术风险，并且术后会带来一定的并发症，因此必须谨慎对待。

常用减肥药物及减肥手术一览表

种类	名称	作用机制	副作用	备注
药物治疗	奥利司他	使胃肠道脂肪酶失活，减少膳食中脂肪的吸收，从而达到减重的目的	有腹泻、油性便等药物不良反应	目前较为常用的减肥药之一

（续上表）

种类	名称	作用机制	副作用	备注
药物治疗	利拉鲁肽	类GLP-1的肽类物质，可增加胰岛素释放，在降低血糖的同时可抑制食欲	恶心呕吐、低血糖、腹泻，严重者可导致肝功能受损或诱发急性胰腺炎	需要注射给药
	芬特明、安非拉酮、苯甲曲秦、苯非他明	属于去甲肾上腺素转运蛋白抑制剂类，可增加饱腹感、抑制食欲	有口干、失眠、头痛等不适，严重者可出现心悸、心动过速和血压升高等	中枢类减肥药，可用于短期减重，长期使用安全性不确定
	苯丁胺、托吡酯	通过调节电压门控通道，引起GABA受体活性增加，并降低食欲	容易有心率加快等不适症状，青光眼的发生率也会增加	抑制食欲疗效较强，但不良反应更多
	纳曲酮、安非他酮	阿片受体拮抗剂，为解毒品类以及辅助戒酒药，可在一定程度上抑制食欲	容易有失眠、焦虑等症状，有肝损害的可能	减肥疗效不确切
手术治疗（适用于BMI＞35的肥胖人士）	缩胃手术	切去部分胃以减少胃容量，同时减少相关激素的分泌	可带来恶性贫血等不良反应	疗效较为确切，但有一定的手术风险及术后并发症
	胃旁路手术	在胃壁的旁边接驳小肠，从而使食物进入小肠，削弱大部分胃功能，减少胃的空间和小肠的长度	影响食糜吸收，容易导致营养不良	减肥效果确切，但术后并发症多
	可调节胃束带手术	腹腔镜下置入硅胶束缚带在胃周，减少胃容量	有术后腹胀、纳呆等症状，并且有一定的手术风险	减肥效果确切
	胃水球置入术	通过胃镜置入可充水的水球，从而减少胃容量	容易有胃胀、嗳气等不适症状	减肥效果好，手术风险小，具有可恢复性，为目前较为流行的手术治疗方式

二、消脂减肥操的创制思路及动作详解

李东垣在其《脾胃论》中有云："脾胃俱旺，则能食而肥……或少食而肥，虽肥而四肢不举，盖脾实而邪气盛也。"可见脾胃功能与肥胖的形成关系密切。中医认为肥胖多与先天禀赋、过食肥甘厚味、内伤七情、好逸恶劳等因素有关，脾胃受损，容易导致体内水、湿、痰邪停滞，继而出现肥胖。目前对肥胖症的辨证尚无统一标准，一些中医学家的统计分析表明，痰湿质、气虚质是超重和肥胖的主要证型，而痰湿体质占所有肥胖人士的 70% 以上，因此健脾化痰是中医治疗肥胖症的主要思路。我们根据脾主运化、脾主水湿等中医理论以及水液代谢的运行通路特点，创制了这套消脂减肥操，经常锻炼有助健运脾胃，减少脂肪堆积。

第一式 蛟龙出海

双手握拳抬腿，从膝关节开始对大腿两侧自下而上分三段进行叩击，共计做 36 次，然后换右腿进行同样的操作。膝关节附近有阴陵泉、足三里等重要保健穴位，大腿两侧分布着血海、箕门等足太阴脾经上的重要穴位，用力捶叩，有助疏通脾经和胆经，从而改善水液代谢运行。

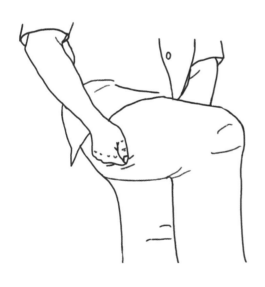

蛟龙出海示意图

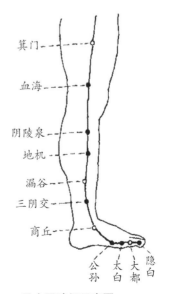

足太阴脾经示意图

第二式 惊涛拍岸

两手掌呈空心掌，伴随下蹲动作，自下而上分三段进行拍击，共计做 36 次。大腿的前正中是足阳明胃经的循行之处，足阳明胃经也是水液代谢的重要通道，而且膝盖附近也有重要的保健要穴，空心掌拍击，可以有效促进局部血运，改善肥胖患者膝盖冷的症状。以上两个动作反复进行，可以有效瘦大腿，特别是在办公室久坐后拍打这些部位，有助提升脾气，赶走疲劳。

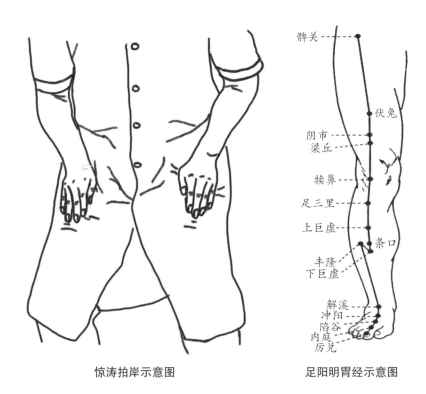

惊涛拍岸示意图　　　　　　　足阳明胃经示意图

相关的穴位注释

穴位名称	位置	临床作用
伏兔	在大腿前，髌骨底上八横指（6寸）	散寒化湿，疏通经络。主治下肢痿痹、瘫痪、腰腿无力等病症
阴市	在大腿前，髌骨底上四横指（3寸）	温经散寒，理气止痛。主治下肢痿痹、疝气、风湿病、膝关节炎等病症

第三式 开荒垦户

两手掌张开放腹部，拇指对搭放在肚脐上方，其余四指自下而上捏提肚皮至拇指处，然后两手拇指再向上放置在心窝下方，四指捏皮上提至拇指处，共计做36次。然后四指相对，放在肚脐正中呈叉腰状，沿着腰部从前向后捏提皮肤，共计做36次。腹部以肚脐为中心，横竖十字分布着带脉、冲脉、任脉、脾经等多条重要的经脉，特别是上脘、中脘、下脘、天枢、大横等穴位都是水液代谢的重要穴位，刺激这些要穴，对于减少腹部脂肪堆积，改善苹果型身材很有作用。

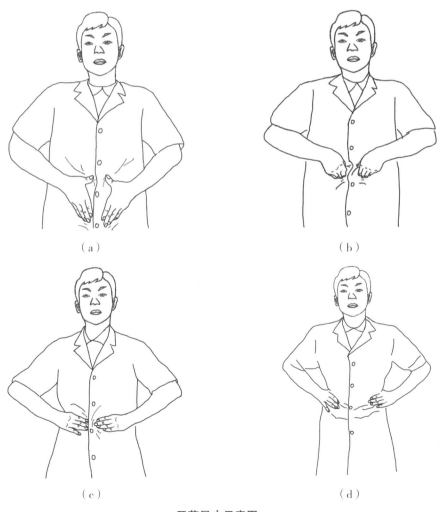

（a）　　　　　　　　　　（b）

（c）　　　　　　　　　　（d）

开荒垦户示意图

第四式　玉龙缠腰

　　两手掌一前一后放在肚脐和后背对应位置，随着转腰运动按摩两侧腰腹。做的时候手掌始终要贴住腰腹部，这样才叫"缠"，若离开腰腹部按摩功效会打折。这个动作可以有效按摩奇经八脉之中的带脉，特别是做完开荒垦户这个动作后再按摩一下带脉，可以有效改善腰腹部的血液循环，并能按摩肠管，促进水浊排泄。

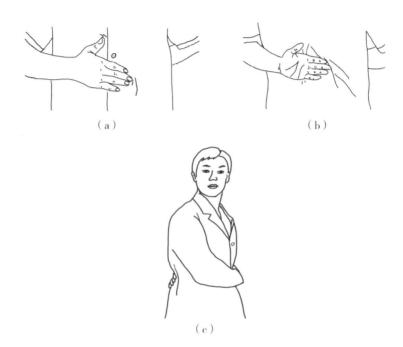

（a）　　　　　　　　　　　　　　　（b）

（c）

玉龙缠腰示意图

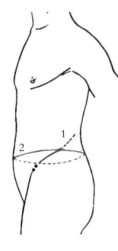

带脉示意图

　　注：（1）带脉环腰一圈而行，能约束纵行之脉如冲脉、任脉、督脉以及足阳明胃经、足太阳膀胱经、足太阴脾经、足厥阴肝经、足少阴肾经等诸多经脉。

　　（2）带脉的临床调理功用：

　　①健脾化湿，有助减肥。

　　②平调肝肾，有助滋阴降火。

　　③固涩下焦，有助治疗阳痿早泄、带下等泌尿生殖系统疾病。

第五式 风调雨顺

左手握右手腕放于身后，踮足，有节奏地用手背拍击臀部和腰骶部，然后足跟着地，共计做 36 次。臀部和腰骶部是足太阳膀胱经、督脉所过的地方，用力刺激有助于调动膀胱经的经气，促进水浊代谢，减少臀部的脂肪堆积。

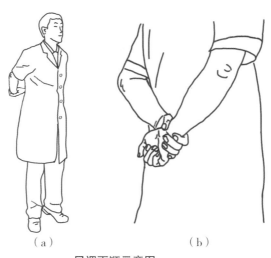

（a） （b）

风调雨顺示意图

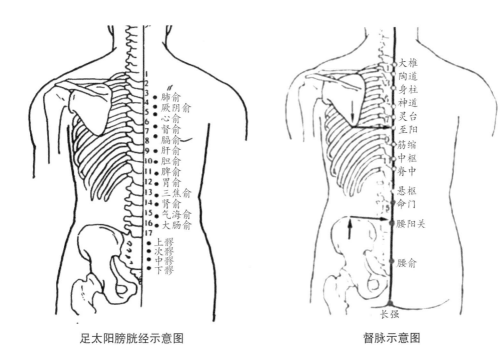

足太阳膀胱经示意图 督脉示意图

三、消脂减肥操练习的注意事项

1. 练习的次数与环境

建议选择通风、相对宽敞的地方进行练习。消脂减肥操是一种经络锻炼操，取得疗效的关键是坚持，我们推荐每天练习 2 次，每次 5 分钟。一般建议餐后 1 小时练习，有助促进消化，加快食糜蠕动。

2. 注意调整饮食习惯，戒掉零食

"低脂少盐"是很多人都知道的减肥原则，但是在实际生活中，很多人都做不到，主要原因之一就是戒不了零食。零食所含的钠盐、糖的比例相对较高，例如 2 块普通饼干的热量就相当于 4 两米饭或者 3 两瘦肉，一把盐焗杏仁（6～7 粒）、琥珀核桃（4～5 个）就相当于 2 两米饭，因此要成功减肥，必须从戒掉零食开始。

以下做法有助产生饱腹感：

（1）养成细嚼慢咽的习惯。

细嚼慢咽有助使饱腹感持续，建议每口饭充分咀嚼 20 次以上再下咽。人体进餐时消化液的分泌分为头期、胃期和肠期，其中头期的消化液所含的胃蛋白酶含量最高，消化力最强，而促进头期消化液分泌的主要因素就是食物对舌头、口腔黏膜的刺激。充分的咀嚼使食糜中含有更多的唾液淀粉酶，不仅有利于消化吸收，而且会给大脑摄食中枢良好的反馈信号，使饱腹感持续。

（2）餐前喝汤。

餐前喝汤有助促进胃肠蠕动，刺激增加胃酸、胃蛋白酶的分泌，从而更好地消化食物。汤水可以使得食糜膨胀，从而容易产生饱腹感，因此对于肥胖人士来说，餐前喝汤是一个比较好的饮食习惯。蔬菜汤所含油脂较低，是理想的减肥食谱。建议餐前可以喝点汤，如罗宋汤、蔬菜汤、土豆汤等，特别是当汤中含有芋头、土豆、红薯等粗粮时，有助产生饱腹感。

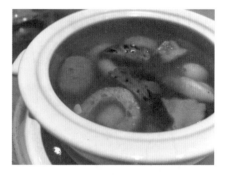

餐前喝汤

（3）餐中以及餐后喝水。

餐后喝水不仅有助消化，而且容易使食糜在胃内膨胀，因而容易产生饱腹感。此外，餐中以及餐后喝水有助降低食糜中钠盐的含量。

3. 食疗相辅

（1）冬瓜薏米赤小豆海带汤。

【材料】海带 50 克，赤小豆 30 克，薏米 50 克，冬瓜 500 克。

【做法】海带洗净切成小段，薏米、赤小豆洗净后用清水浸泡 1 小时备用；冬瓜洗净切块。锅内加水 2500 毫升，煮开后将上述材料放进汤锅内，再次煮开后大火转小火煮 2 小时后下盐调味即可饮用。

【功效】清热利湿，减肥去脂。

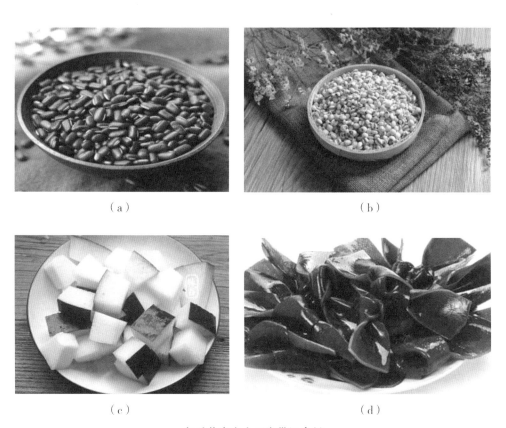

（a）　　　　　　　　　　　　　　　（b）

（c）　　　　　　　　　　　　　　　（d）

冬瓜薏米赤小豆海带汤食材

（2）丝瓜胡萝卜云耳滚花甲汤。

【材料】丝瓜 250 克，胡萝卜 1 条，云耳 20 克，花甲 250 克，生姜 3 片。

【做法】丝瓜去皮并切成小块，胡萝卜去皮并切成金钱片，锅内加水 2000 毫升，煮开后放入上述材料，大火转小火煮 15 分钟后下盐调味即可饮用。

【功效】冬瓜、丝瓜、苦瓜等葫芦科的蔬菜都有比较好的清胃热利湿浊功效，比较切合肥胖人士的体质特点，使用这类蔬菜进行滚汤，有较好的辅助调理功效。

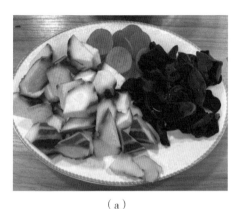
（a）

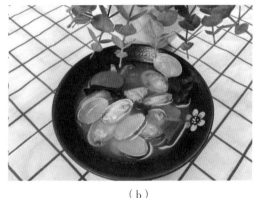
（b）

丝瓜胡萝卜云耳滚花甲汤

4. 有助消脂减肥的其他方法

（1）常咽唾液。

中医称咽唾液为"吞金津"，有很好的养生价值。现代研究表明，唾液中含有丰富的生物酶，可促进胃肠蠕动，其消化肉食、碳水化合物的功效是临床药物所不可比拟的。此外，唾液还有很好的杀菌功效，对于预防幽门螺杆菌感染有一定的作用。因此常咽唾液对于保持胃肠健康、健运脾胃都很有功效。咽唾液的方法可以参照健肾护齿操中的"赤龙搅海"式进行练习。

（2）耳穴压豆疗法。

耳朵上分布有丰富的神经末梢，特别是刺激耳郭、耳甲腔等处，有调整机体内分泌系统和自主神经的作用，可抑制食欲，达到减肥的目的。取穴时，主穴包括神门、胃、肾、三焦、大肠等，配穴包括内分泌、丘脑等。

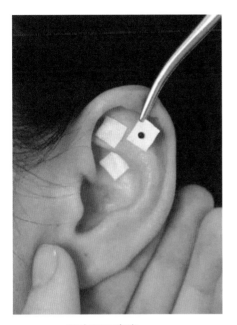

耳穴压豆疗法

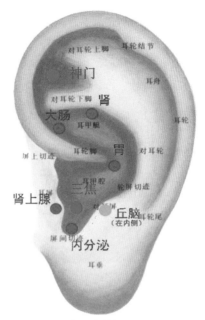

耳穴示意图

（3）穴位埋线疗法。

穴位埋线是在中医经络、脏腑理论的指导下，将可吸收线通过针具埋入特定穴位皮下的一种疗法。穴位埋线是针灸疗法的延伸，可吸收线被埋入皮下后，在体内经过软化、分解、液化等过程，对穴位产生长达 20～30 天的理化刺激，从而达到疏通经络的作用。穴位埋线对包括肥胖在内的多种慢性病都有很好的临床疗效，是一种新型的中医治未病疗法。

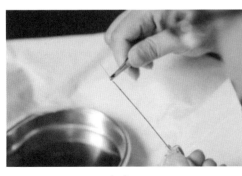

（a）

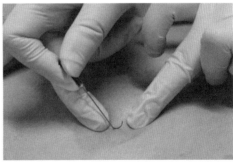

（b）

穴位埋线疗法

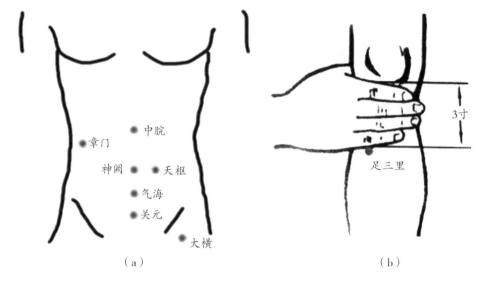

（a）　　　　　　　　　　　　（b）

常见埋线穴位

常用的减肥埋线穴位有中脘、天枢、大横、关元、足三里等，一般连续进行3个疗程的埋线疗法配合科学的饮食控制，会收到较为理想的减重效果。

注意：第一，女性生理期不适宜埋线疗法。第二，埋线完成6个小时后才能沾水，1~3天内禁止剧烈运动，防止埋线部位出现肿胀。第三，埋线后1周内尽量减少海鲜、牛羊肉等高蛋白饮食，防止埋线后出现过敏反应。

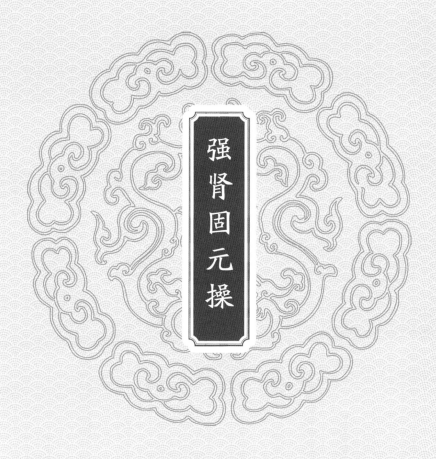

强肾固元操

一、慢性前列腺炎的流行病学情况

慢性前列腺炎是男性特别是青壮年男性的常见病之一，根据流行病学资料，我国慢性前列腺炎的发病率已高达31.4%。该病主要表现为尿频、尿急、尿后滴白、下腹或排尿后尿道刺痛等，并伴有不同程度的疲倦乏力、头晕、腰酸、耳鸣等症状。慢性前列腺炎不仅会影响生活质量，更会对精液质量产生影响，据统计，男性不育的原因中，慢性前列腺炎是主要原因之一。除此之外，慢性前列腺炎容易引起前列腺组织增生，而且随着年纪的增大，增生压迫程度会越来越明显，时间一长，还会影响到膀胱括约肌的正常收缩功能，这也是为什么老年人容易出现排尿困难、排尿不尽、尿失禁等症状。美国国立卫生研究院目前已将慢性前列腺炎和心肌梗死、不稳定型心绞痛、活动性克罗恩病等一起列为最显著影响居民生活质量的慢性疾病，可见积极治疗慢性前列腺炎对于提高男性生活质量有重要意义。

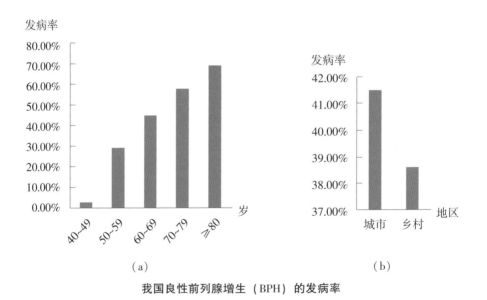

（a）　　　　　　　　　　（b）

我国良性前列腺增生（BPH）的发病率

图解前列腺疾病

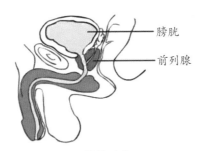

膀胱

前列腺

正常前列腺

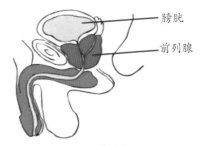

膀胱

前列腺

前列腺增生

正常的前列腺组织，呈栗子形状环绕后尿道，毗邻尿道括约肌，大小约为4cm（长）×3cm（宽）×2cm（厚），主要作用是分泌前列腺液，形成精液的一部分。

增生肿大的前列腺组织，显著压迫了后尿道，导致排尿困难；继发尿潴留使毗邻的括约肌长期处于被动挛缩状态，因而影响自身正常的缩放功能，导致尿失禁。

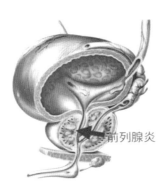

前列腺炎

前列腺炎症

青年男性的前列腺炎症以局部充血、肿胀、分泌物增加为主，所以容易出现尿频、尿急、尿后滴白等症状，如反复不愈，前列腺里面的炎症物质容易诱发前列腺增生。

二、慢性前列腺炎的治疗现状

慢性前列腺炎目前的病因尚未明确，研究表明该病发病机制与致病因素较为复杂，可能与病原微生物感染、腺管阻塞、纤维组织增生、尿液反流、盘底肌肉痉挛以及精神心理因素有关，因此综合治疗仍是主要的治疗方法。

慢性前列腺炎治疗简介

治疗名称	机理	备注
四环素、氟喹诺酮类、三代头孢类抗生素治疗	清除前列腺组织中的病菌	治疗时间较长，且停药后容易有症状反复
α受体阻滞剂（坦索罗辛等）	降低尿道括约肌的压力，减轻尿液反流情况，是治疗老年前列腺增生的主要用药之一	有一定的降压作用，可引起直立性低血压改变
布洛芬、吲哚美辛（又叫消炎痛）等非甾体类消炎药	缓解尿道刺激性疼痛症状	对胃肠道有一定的刺激性
中成药口服（复方玄驹胶囊、前列康胶囊、前列通片、三金片等）	通过补肾、活血、利尿通淋等综合作用机制	对证型有要求，对症下药方有效果
中成药外用（前列安栓）	改善局部微循环，并有一定的消炎作用	停药后会有症状反跳情况
前列腺按摩	排空前列腺液	力度不均、按摩手法不正确会导致前列腺充血，反而会加重前列腺炎

三、强肾固元操的创制思路及动作详解

慢性前列腺炎、良性前列腺增生常见的症状主要是尿频、尿急、排尿不尽、排尿困难等不适，这些情况除了和局部炎症以及腺体增生有关外，还和膀胱括约肌功能失调等因素有关。我们根据"肾主骨生髓""肾者主水，受五脏六腑之精

而藏之"以及"膀胱者，州都之官，津液藏焉，气化则能出"等学术思想，创制了这套强肾固元操，经常练习，有助增强肾气，可以改善尿频、尿急以及老年人排尿困难、排尿不尽等症状，而且对治疗多汗症、弱精症等也有一定的帮助。

第一式　抱球站桩

① 两脚开立，与肩同宽，膝部微屈，两手在胸前模拟抱球状，十指相对，双手距离约 10 厘米。

② 逐渐调整姿势，做到下颌内收，头部保持正中，两肩同高。

③ 闭目，然后逐渐放松身体，继续做身体各部位的微调，做到肩、肘、髋关节放松并有下沉感，臀部略收紧，头和腰部呈一直线，脚跟稳固于地上。

④ 缓慢吸气，想象将气引至小腹脐下处（也就是道家养生中所讲的丹田），然后缓慢呼气，根据个人情况，持续 5 ~ 15 分钟后结束。收功时两手叠放脐下，顺时针揉按 36 次，揉按时手部动作配合呼吸导引，想象将气引至丹田藏起来。每天锻炼 1 次。

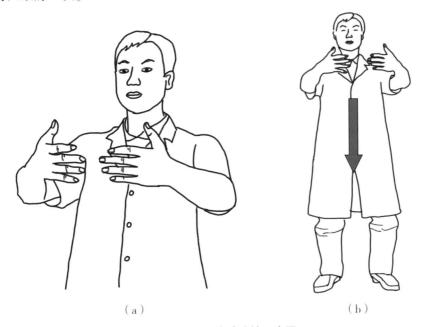

（a）　　　　　　　　　（b）

抱球站桩示意图

练习要点：

①沉肩松腰，想象头和腰呈一直线，重心在两脚之间。

②站桩需要配合呼吸导引。

站桩功是锻炼肾气的传统功法之一，通过意念放松、呼吸导引等方法，达到储敛肾气的功效。长期坚持练习，对延缓动脉硬化、辅助降血压，改善神经衰弱、失眠等症状有一定的帮助。

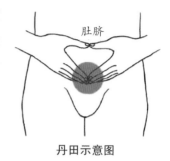

丹田示意图

第二式 凤凰展翅

① 两手掌心向上，伸直放至胸前，两腿并立。

② 两脚跷起，两手后摆，同时配合提肛吸气，持续 1 秒左右。

③ 放下时两脚跟跷起，脚掌呈背屈状，两手向上摆至胸前，共计做 36 次。

该动作可以同时锻炼下肢伸肌和屈肌以及肛提肌，这种一松一紧的运动最有助改善盆腔以及下肢血液循环，不仅对于防治下肢静脉血栓、痔疮、前列腺增生等疾病有帮助，而且可以紧固肾气，调节膀胱括约肌的开合，有助缓解小便不尽感。对于体力欠佳或者动作不协调者，可以不做脚跟跷起的动作。

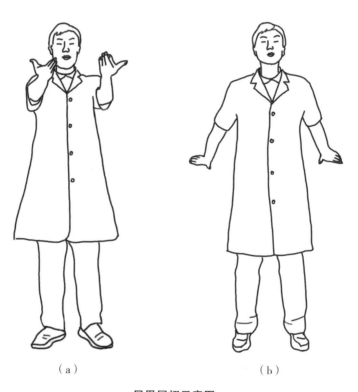

（a）　　　　　　　　（b）

凤凰展翅示意图

第三式 **摇橹渡海**

① 双手握成婴儿拳（拇指在内，其余四指包绕）。

② 左脚在前，右脚在后。双手屈肘后引，同时握紧拳头，缓慢吸气，左大腿伸直，脚跟点地，身体向后仰伸，脚尖翘起呈背屈状，然后复位、呼气，共计做10次。

③ 左右脚换位，再做10次。

一松一紧握配合呼吸运动婴儿拳，道家称之为"握固"，是道家练习采真气的基本招式。身体后仰的同时大腿伸直，有助紧张下肢伸肌和腹肌，配合握固法，对固护自身肾气、调节膀胱括约肌的开合有一定的帮助。

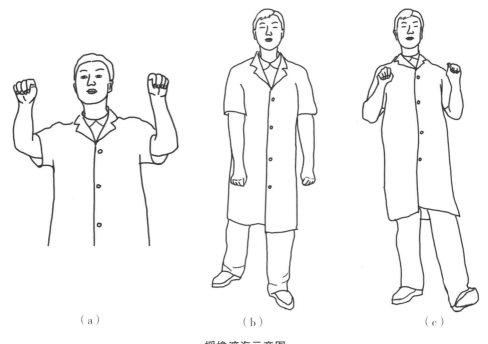

（a） （b） （c）

摇橹渡海示意图

第四式 **击掌采气**

① 两脚前后开立，左脚在前，右脚在后；左脚脚跟点地，脚掌离地。

② 左脚脚掌用力向下踩，脚跟离地，身体略前倾，同时两手击掌，复位，共计做10次。

③ 左右脚换位重复，再做 10 次。

手掌是手三阳经、三阴经的交会之处，脚掌是足三阴经的起源之处，而且手掌上还分布着很多内脏反射投影点，双手掌对击并用力刺激前脚掌，不仅可以有效地激发经气，而且有助交通心肾，改善心脑微循环，提神醒脑，长期练习更有改善记忆力及反应力、延缓大脑早衰等效果。

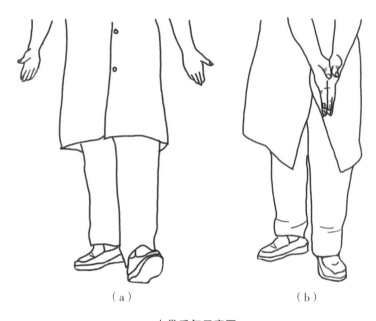

（a）　　　　　　　　　　　　（b）

击掌采气示意图

第五式 分筋舒腰

① 两脚分开站立，与肩同宽，腰向前略弯曲。

② 两手臂屈曲呈 90°，两手拇指放在脊柱旁的竖脊肌上，自上往下推按，同时腰逐渐挺直，往复 36 次。

脊柱两旁是华佗夹脊穴分布的地方，两手屈曲时大拇指所对应的胸段—腰段的华佗夹脊穴主管着人体下焦区域，主治泌尿生殖系、大肠、腰椎等的疾病，坚持揉按，有助改善局部微循环，缓解许多下焦系统的不适症状。

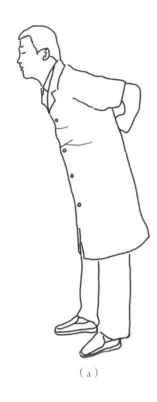

（a）

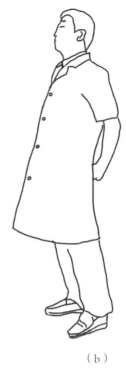

（b）

分筋舒腰示意图

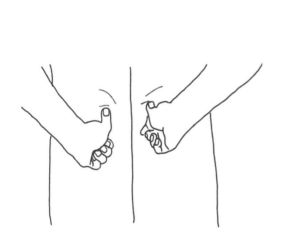

拇指所按位置示意图

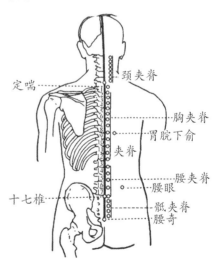

华佗夹脊穴示意图

四、强肾固元操练习的注意事项

1. 选择安静、通风好的环境进行练习

特别是练习站桩功法时更加需要安静的环境，这样才能调摄心神，进而固敛肾气。

2. 持之以恒

依靠后天的调理补肾是长期工程，因为肾中精气的化生、储敛和心、肝、肺、脾都密切相关，只有这些脏器功能协调，补肾才能收到效果。强肾固元操不仅有助敛肾气，对上述诸脏也有一定的锻炼效果，例如站桩功有助放松心神，凤凰展翅功有助提振肺气，击掌采气功有助交通心肾，这些动作坚持练习，会取得比较好的辅助调理功效。

3. 忌食生冷，戒酒和辛辣

生冷食物如鱼生、冰冻饮料等，或者不及时添衣等都容易伤体内阳气，据临床资料显示，慢性前列腺炎、前列腺增生患者都有不同程度的肾虚表现，因此一定要注意固护阳气。辛辣食物以及酒精容易催生湿气，并把湿气带至下焦盆腔部位，使疾病缠绵难愈。

4. 注意休息，切忌过劳

休息是人体化生精血的重要途径，特别是高质量的睡眠对于前列腺疾患的康复更加重要。房事过度、长期熬夜、心情焦虑紧张等都容易耗竭肾气，这些行为一定要戒除。

5. 适当运动，避免久坐、憋尿

久坐、憋尿容易使前列腺充血，特别是憋尿，容易导致尿液中的细菌反流入前列腺，诱发前列腺炎症，因此日常生活中一定要避免久坐和憋尿。研究表明，长时间的划船、骑自行车等运动都对前列腺有一定的充血效应，因此有骑自行车代步的人士，每次骑车时间尽量控制在 1 小时以内，以免前列腺过度充血。

五、强肾食疗方

1. 巴戟天当归黑豆煲羊肉

【材料】巴戟天 10 克，当归 10 克，黑豆 50 克，桂圆肉 20 克，羊肉 500 克，大枣 2 个，生姜 3 片。

【做法】羊肉洗净切成小块，锅内加水 2500 毫升，水开后放入上述材料，大火转小火煮 1 小时后下盐调味即可饮用。

【功效】养血驱寒，温阳补肾。巴戟天有"植物伟哥"之称，补肾壮阳之外还能祛风湿；当归是养血圣药，相配用来煲羊肉汤补而不燥，滋而不腻，对缓解肾虚腰痛、手足冰冻、失眠易醒等症状很有帮助；黑豆富含多种微量元素，美颜功效显著，有"豆中之王"的美称，养血之余还能渗利湿浊。

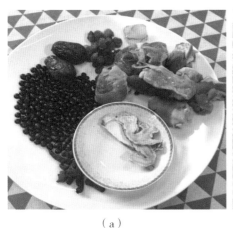 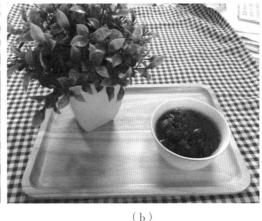

（a）　　　　　　　　　　　　　　　　　（b）

巴戟天当归黑豆煲羊肉

2. 海参肉苁蓉枸杞炖鸡肉

【材料】海参 1 条，肉苁蓉 10 克，枸杞子 10 克，鸡肉 250 克，核桃 20 克，生姜 2 片。

【做法】海参泡发备用，将上述材料洗净，炖盅内加水 500 毫升，隔水蒸炖 1.5 小时后下盐调味即可食用。

【功效】润肠通便，温补肾阳。海参味甘性温，能温补肾阳，养血润燥，配合枸杞子、肉苁蓉一起炖鸡汤，有助滋填肾精，对于秋冬容易便秘、皮肤容易干裂、夜尿多的人士较为合适。

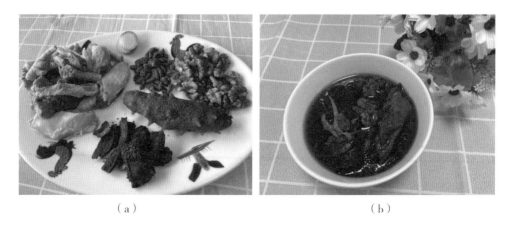

（a）　　　　　　　　　　　　（b）

海参肉苁蓉枸杞炖鸡肉

3. 芪力茶

【**材料**】炙黄芪 5 克，牛大力 10 克，淫羊藿 5 克，枸杞子 5 克，红景天 6 克。

【**做法**】将上述材料洗净，先用开水烫洗一遍，再注入沸水 500 毫升，焗泡 20 分钟后即可饮用。

【**功效**】补肾助阳，舒筋健腰。该茶疗方适用于肾虚腰痛、容易疲倦乏力、畏寒肢冷等病症。

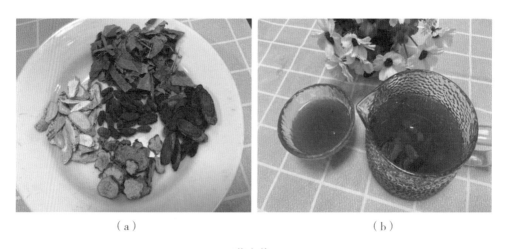

（a）　　　　　　　　　　　　（b）

芪力茶

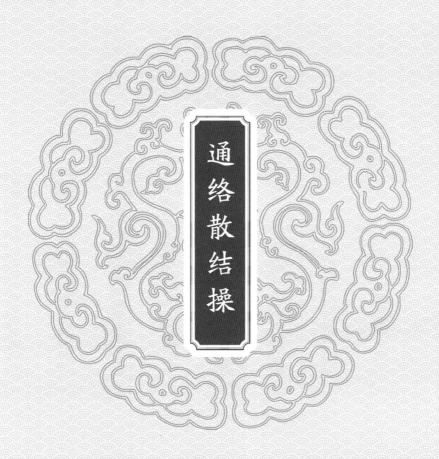

通络散结操

一、乳腺结节的流行病学情况

乳腺结节是女性高发病之一，据统计其发病率高达78.6%。虽然大部分的乳腺结节是良性病变，但是如果不注重日常调理，乳腺结节还是有增大、增多的风险。特别是超声评级达4b级以上的乳腺结节，有癌变的可能。

因此乳腺结节虽然很普遍，但仍不可忽视，除了定期体检外，还要明确乳腺结节的病因，这样才能更好地预防。

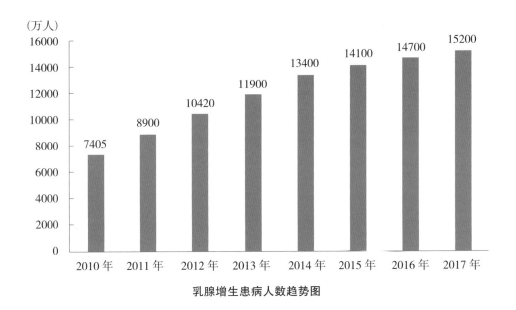

乳腺增生患病人数趋势图

现代研究表明，导致女性乳腺结节最重要的原因除了遗传外，主要是不良的生活习惯和情绪，例如熬夜、高脂饮食、吸烟、焦虑等，这些都容易使雌孕激素比例失调，加速乳腺增生。

二、乳腺结节的治疗现状

乳腺结节治疗简介

种类	名称	作用机理	适应证及注意事项
药物治疗	逍遥丸	常用于治疗乳腺增生的中成药之一，经多个临床观察证实有效	最适宜用于肝郁气滞证型的乳腺增生患者
	乳癖消胶囊	常用于治疗乳腺增生的中成药之一，有一定的活血化瘀作用	最适宜用于气滞血瘀证型的乳腺增生患者
	三苯氧胺（他莫昔芬）	非甾体激素的抗雌激素药物，可在靶器官内与雌二醇争夺雌激素受体（ER），从而减少雌激素在乳腺中的表达水平	有血栓形成风险以及骨髓抑制作用，有增加子宫内膜癌形成风险
手术治疗	超声引导下的微创手术	超声引导下用旋切刀对病灶进行抽吸、旋切	出血量少、可同时切除多个病灶，特别是对细小结节以及位置较深的结节切除较有优势
	改良小切口切除	超声定位下进行小切口切除术	改良小切口乳腺结节切除术有切口小、恢复快等特点，是目前最常用的手术治疗方式之一

三、通络散结操的创制思路及动作详解

　　中医认为乳房是肝经、胃经共同经过的地方，肝气最易郁结。现代中医研究表明，乳腺结节以肝气郁滞、痰瘀互结两个证型最为常见。"治痰先理气"，而肝主气机的疏泄，因此疏肝理气是防治乳腺结节的根本原则。我们根据肝经的循行路线、肝脏和人体气机的循行规律，结合现代医学的研究，创制了这套通络散结操，经常练习，有助调畅情绪，改善局部血液循环，对防治乳腺增生有一定的作用。

第一式 扭转乾坤

　　双手屈臂，两掌心上下相对放在胸前，配合跺足，两手交替一上一下做扩胸运动，共计做 36 次。扩胸运动是最基本的乳腺保健运动，注意做的时候动作一定要轻柔，不要用力过度，否则容易引起胸椎的慢性损伤。

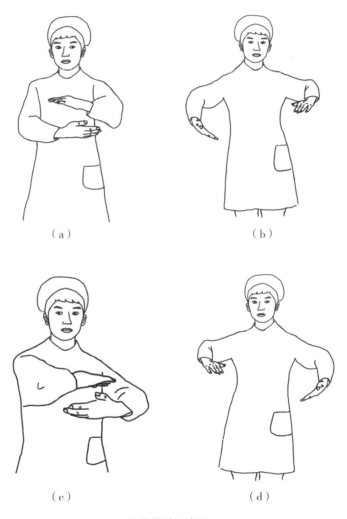

（a）　　　　　　　　　　　　　（b）

（c）　　　　　　　　　　　　　（d）

扭转乾坤示意图

第二式 劈山开路

　　两手掌小鱼际侧放于乳头下方，贴着两边肋骨走行斜向下分段做划腹动作，共计做 36 次。胁肋部是肝经循行并且和胆、胃等脏器交会的地方，按摩这些位置，有助疏解肝、胃的气机。现代研究也表明，刺激手掌小指指节的少泽、前谷等穴位，有助通调乳腺，促进乳汁分泌。

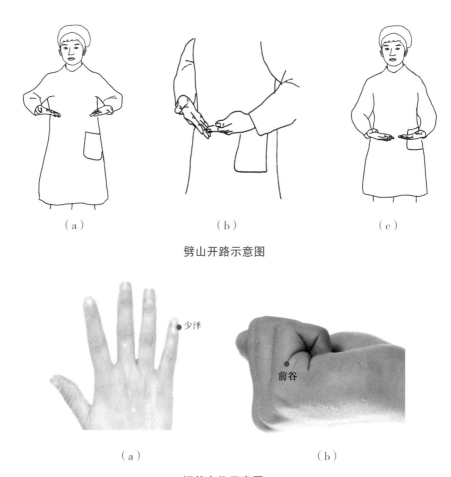

（a）　　　　　　　　（b）　　　　　　　　（c）

劈山开路示意图

（a）　　　　　　　　　　　（b）

相关穴位示意图

相关的穴位注释

穴位名称	位置	临床作用
少泽	小指外侧指甲角旁0.1寸	清泻心热，并有通乳的作用
前谷	微握拳，在小指第三皱褶横纹的尽头	清心安神，有助缓解头痛、耳鸣、咽喉肿痛，并有一定的通乳作用

第三式 顺心顺意

两手交叉放于胸前，掌心向内，自上而下进行按摩，向下按摩时口唇微闭，做慢而长的吹气动作，共计做 36 次。前胸正中是奇经八脉中冲脉、任脉所过之处，冲任二脉和肝经气血状况密切相关，调和冲任二脉，有助调节肝经气血，而且对女性的生殖系统也有很重要的保健作用。

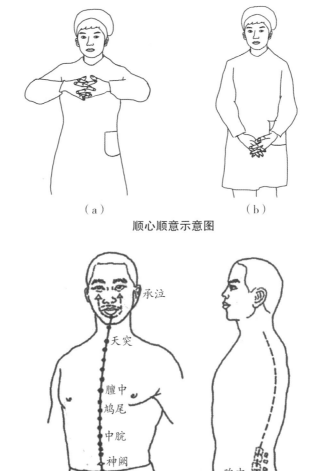

（a）   （b）

顺心顺意示意图

任脉循行路线图

第四式 **千捶百炼**

一手握拳略伸直，另一手握拳，自腕关节下方开始叩击至同侧腋下，至腋下再叩击 10 次，换另一手再做，每手各做 10 次。这里我们叩击的是心经的循行路线，心主血脉，心经通畅有助改善血液循环。另外，《黄帝内经》有述："肝有邪，其气留于两腋。"也就是说，肝的邪气会聚在两腋之间，而腋窝就是心经的起源之处，因此疏通心经，对于排解肝经的邪气也有帮助。

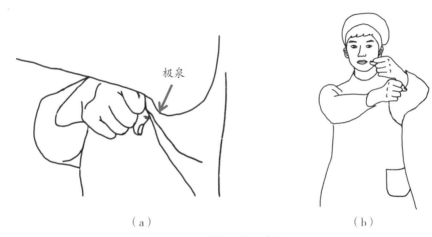

（a） （b）

千捶百炼示意图

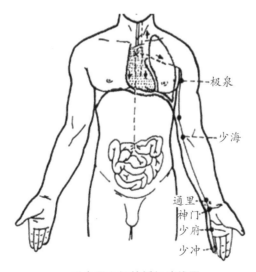

手少阴心经的循行路线图

相关的穴位注释

穴位名称	位置	临床作用
极泉	在腋窝顶点，腋动脉搏动处	宽胸理气，活血通络，主治心悸、上肢痹痛
少海	在肘前区平肘横纹，肱骨内上髁前缘	通心活血，醒神开窍，对胸闷心痛、精神分裂症、心脏神经症等病症有效
神门	握拳轻微弯曲手腕，手腕横纹和小指侧腕关节部位的硬筋交会处	心经之原穴，有益气宁神、清泻心火的功效，对心痛、心烦、惊悸、失眠等病症有效

第五式　如释重负

两臂张开，两手交叉，吸气同时两臂内收，掌根部大陵穴对叩，然后两臂外展分开，呼气，向后甩手，共计做 36 次。大陵穴是心包经的原穴，对于治疗神志疾病有显著疗效，用力对叩后呼气，有助去除心包经的伏火，疏解肝郁，调畅情志。

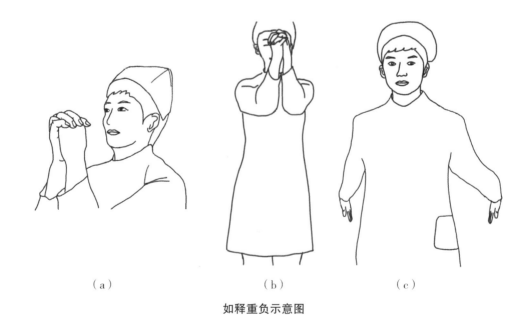

（a）　　　　　　　　（b）　　　　　　　　（c）

如释重负示意图

相关的穴位注释

穴位名称	位置	临床作用
大陵	在腕掌横纹的中点处	宽胸理气，宁心安神，主治心痛、惊悸、胃痛等病症，用力对叩有助平潜肝阳，安神助眠

　　除了做操外，我们日常还可以用刮痧板蘸取少量的艾草精油，自肘窝刮至腕横纹 36 次。前臂内侧是心包经循行的路线，疏通心包经有助疏解乳腺的邪气，特别是对预防哺乳期乳腺炎很有帮助。

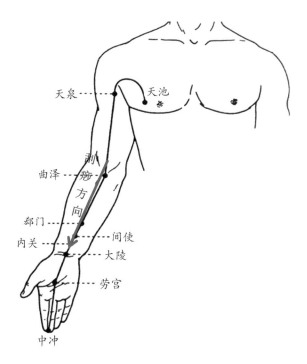

手厥阴心包经循行路线图

四、通络散结操练习的注意事项

1. 选择相对空旷的地方进行练习

通络散结操以疏理肝气为目的，因此练习时应选择相对空旷而安静、空气较为流通的地方才能有助疏理肝气。

2. 持之以恒

通络散结操建议每天练习 1 次，坚持练习 1 个月以上才能收到较好的疏肝理气效果。

3. 注意调控情绪

练习通络散结操时注意配合轻松的心情练习，这样会更有助疏理肝气。研究表明，微笑不仅是缓解不良情绪、提升幸福感的最简单方法，而且还可以拉近人与人之间的交往距离，有助改善社交。

五、有助防治乳腺结节的食材和食疗方

1. 常见食材举例

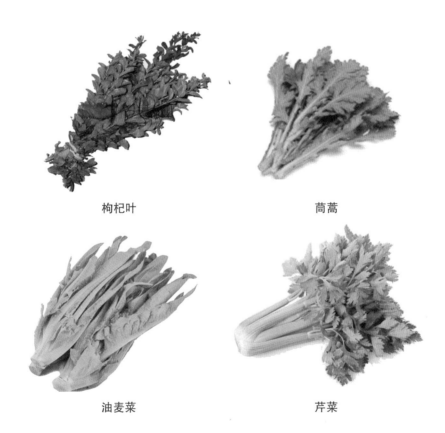

枸杞叶

茼蒿

油麦菜

芹菜

食材简介

名称	功用	食用方法举例
枸杞叶	富含多种微量元素，有补肝益肾、生津止渴的作用，并有促进睡眠、降血糖、抗疲劳等功效	枸杞叶滚猪肝粥
茼蒿	行气消食，清利肝热。有助降血压，治疗头面部疮疡、咽喉肿痛等病症	茼蒿胡萝卜滚皮蛋粥
油麦菜	富含铁质及钙质，有行气活血、清热利尿的作用，不仅有利于造血，而且可辅助降血脂，并镇静安神	鲩鱼片炒油麦菜
芹菜	清利肝气，凉血消肿，可辅助降压、降尿酸	芹菜叶枸杞子滚瘦肉粥

2. 常见食疗方举例

（1）玫瑰花甘草炒麦芽茶。

【材料】玫瑰花 10 克，甘草 5 克，炒麦芽 20 克。

【做法】三种材料放在开水中煮沸，再用小火煮 10 分钟后焖泡，放凉至室温后饮用，每天一次。

【功效】这个茶饮对于预防经前乳房胀闷有一定的功效，如果自身气血不足，可以酌情放少量红糖进行调味，有助调养肝血。

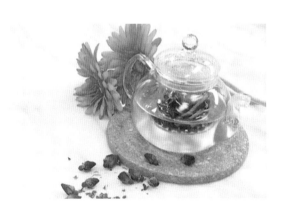

玫瑰花甘草炒麦芽茶

（2）素馨花薄荷甘草茶。

【材料】素馨花 3 克，薄荷 3 克，甘草 3 克，红糖适量（1~2 人量）。

【做法】将上述材料洗净，壶内加水 1500 毫升，水开后放入上述材料，煮 5 分钟后放入红糖，待红糖融化后即可饮用，每天一次。

【功效】该茶饮有疏肝解郁、清咽提神的作用。

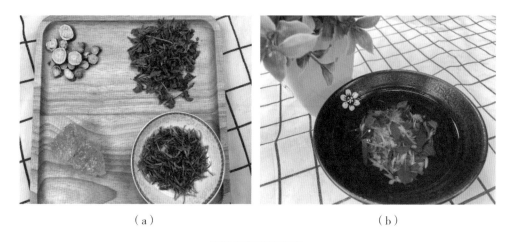

（a）　　　　　　　　　　　　　　　　　（b）

素馨花薄荷甘草茶

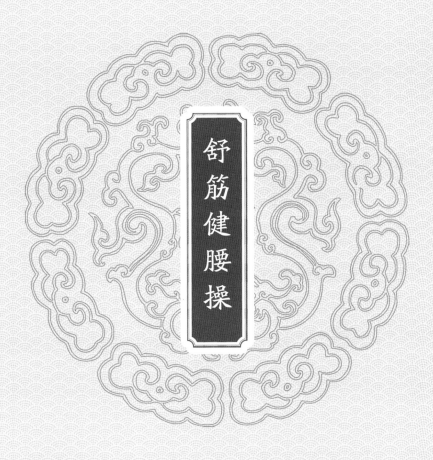

舒筋健腰操

一、腰椎间盘突出症的流行病学情况

腰椎间盘突出症是时下的常见病、高发病之一。据不完全统计，20 岁以上的年轻人，20% 以上有不同程度的腰椎间盘突出问题，如果不注意调理，随着年纪的增大，腰肌支撑力量下降，腰椎间盘突出程度会逐渐加重，压迫坐骨神经，腰痛、腿麻等症状会越来越明显，这时候即使接受手术治疗恢复依然不是很理想，因此腰椎间盘突出症的治疗贵在"既病防变"。

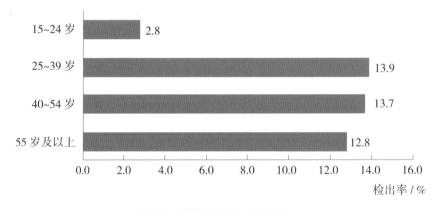

不同年龄段腰椎间盘突出检出率

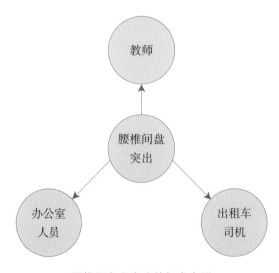

腰椎间盘突出症的好发人群

二、腰椎间盘突出症的治疗现状

腰椎间盘突出症的治疗方法简介

治疗方法	治疗机理	备注
保守物理疗法：腰围、平卧、打封闭等	通过平卧、戴腰围固定等方法，减缓凸出程度以及水肿程度，是急性期的常用治疗方法之一。打局部麻醉封闭对缓解腰痛也有一定的效果	年纪越大，保守疗效越差
飞燕式、三点式、五点式背肌锻炼	常用的腰肌锻炼方法，有助增强腰肌肌肉支撑力度	腰椎滑脱、椎管狭窄的患者不宜选择该法锻炼
经皮电刺激疗法	将特定频率的脉冲电流通过皮肤刺激局部，从而改善血液循环，产生抗炎、消肿止痛等功效	疗效不确定，个体差异性较大
臭氧联合射频消融术	通过射频消融以及臭氧的氧化分解反应，能有效移除凸出部分的髓核，从而减轻椎间盘的压力	短期效果较佳，远期有一定的复发风险
内镜下治疗	椎间盘镜下切除多余髓核	创伤小，恢复快，但远期效果不确切
传统手术治疗	肉眼下开窗手术，可根据实际需要同时进行融合术等处理，根治腰椎滑脱等问题	创伤大，恢复慢，术后较长一段时间仍会有腰部不适感

三、舒筋健腰操的创制思路及动作详解

腰椎间盘突出症在缓解期需要配合积极的康复锻炼才有助增强腰肌的支撑力，我们根据中医"骨正筋柔"以及"筋骨肉并重"的宗旨，结合现代医学的研究进展，编创了这套舒筋健腰操，长期练习，有助舒缓韧带，调整腰肌紧张度，改善局部血供，从而缓解腰痛症状。

第一式　原地倒卷肱

两腿分开，脚尖斜向前45°。①两手平举，掌心向上，目视右掌，缓慢向右

转腰，同时引右掌放在右耳旁；然后缓慢向左转腰，带动右掌缓慢向前推出，眼望右掌，左臂屈肘后撤至左肋外侧。②缓慢向左转腰，同时引左掌放在左耳旁，然后缓慢向右转腰，带动左掌缓慢向前推出，眼望左掌，右臂屈肘后撤至右肋外侧。③两手在轻柔转腰、转颈运动的带动下轮替做撤掌、送掌动作，共计做36次。这个动作是太极拳倒卷肱的手部动作，在腰部的左右摆动下前后送臂，有助放松腰背上半部肌肉及颈肌的紧张度，改善局部血液循环。

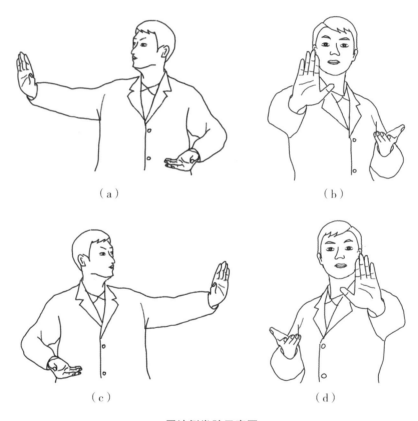

（a）　　　　　　　　　　（b）

（c）　　　　　　　　　　（d）

原地倒卷肱示意图

第二式 **左右开弓**

两手叉腰，左脚向左前方屈髋，缓慢迈出弓箭步，小幅度向左侧转腰3次，归位，右脚做同样的动作，每条腿共计做10次。两腿屈髋做弓箭步有助加强下肢对腰部的支撑力，加强骨盆的稳定性，小幅度的轮替转腰运动有助轻柔拉伸腰大肌及腰方肌，达到协同放松的作用。

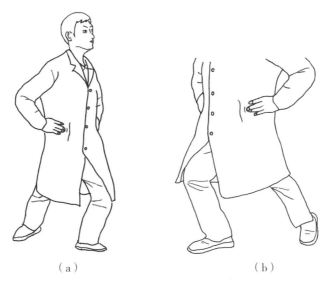

（a）　　　　　　　　　　（b）

左右开弓示意图

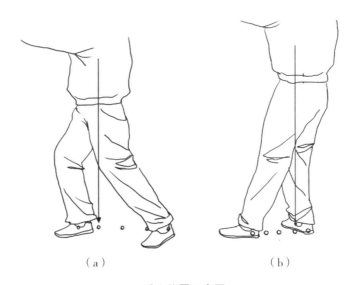

（a）　　　　　　　　　　（b）

重心位置示意图

练习要点：

①注意弯腰转动的角度。以小幅度为宜，不宜超过30°，否则会加重脊柱韧带的劳损。

②注意练习时重心的位置。如重心位置示意图所示，从左脚跟到右脚跟共有五个点，重心均应落在第二和第四个点之间，不宜正对第一个点或者第五个点，甚至在这两个点之外。

第三式　握手下蹲

　　两手交叉，高举过头，双膝下蹲时双手微屈、互握并呼气，起立时放松吸气，共计做 20 次，下蹲时注意屈膝不要超过脚趾。两手上举配合下蹲运动对腰背肌有一定的牵拉锻炼作用，有助加强腰肌的支撑力，从而起到防治腰椎间盘突出的作用。加上两手紧握时食指及中指可以刺激两手背外劳宫以及腰痛点等经外奇穴，能起到很好的辅助调理功效。对于下肢乏力的人士，可以先从扶椅背锻炼过渡。

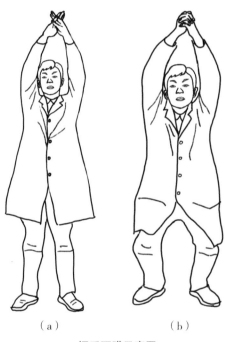

（a）　　　　　　　　（b）

握手下蹲示意图

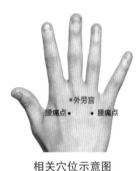

相关穴位示意图

练习要点：
下蹲时注意屈膝不要超过脚趾。

相关的穴位注释

穴位名称	位置	临床作用
外劳宫	手背第二、三掌骨间，指掌关节后 0.5 寸凹陷中	主治手指麻木、落枕及颈椎综合征、小儿消化不良等
腰痛点	第二、三掌骨及第四、五掌骨之间，一手有两穴，左右手共四穴	舒经通络、化瘀止痛，对多种腰痛症状均有一定的辅助治疗效果

第四式　前后摆腿

两手上举，右脚向后，脚尖点地；两手向下摆动，右脚向前踢；两手上举，右脚向后伸，归位，然后到左脚做相同的踢伸动作。每只脚做 10 次，注意踢伸动作幅度不宜过大，以脚跟离地不超过 20cm 为宜。对于下肢乏力或站立不稳的人士，可以扶椅背进行锻炼。小幅度的前后摆腿有助适度拉伸和放松腰背肌肉，对松解骶髂关节、调节骨盆韧带的紧张度很有帮助。

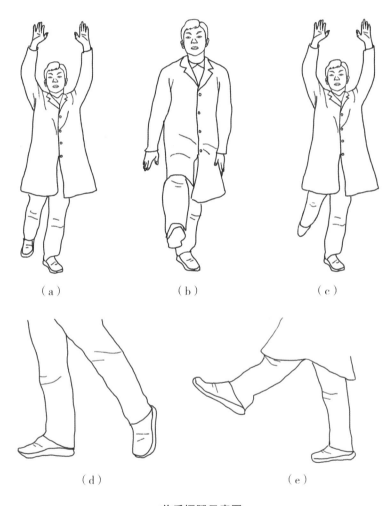

（a）　　　　　（b）　　　　　（c）

（d）　　　　　（e）

前后摆腿示意图

练习要点：

踢伸动作幅度不宜过大，以脚跟离地不超过 20 厘米为宜。

第五式 跷足提腹

两手掌交叉，放在肚脐下的关元穴附近；跷脚尖的同时吸气，两手在原位向上提腹；呼气时放松，共计做 36 次。关元穴是人体的保健要穴，经常做这个动作有助固束肾气，防止内脏下垂，而且可以减缓腰椎滑脱的程度。

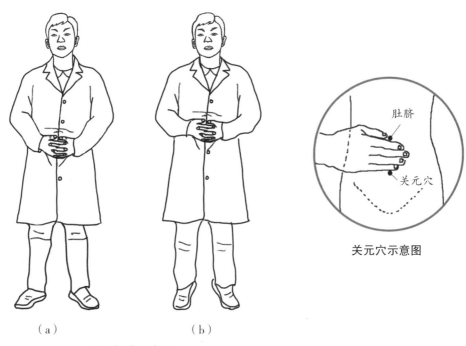

（a）　　　　　　　（b）

跷足提腹示意图

关元穴示意图

相关的穴位注释

穴位名称	位置	临床作用
关元 （别名丹田）	脐下 3 寸正对肚脐（用自己的四个手指并排量即可）	常用强壮扶元要穴，对遗精、遗尿、疝气、内脏下垂、痛经、崩漏等病症都有一定的辅助调理功效

第六式 玉龙缠腰

两手掌一前一后放在肚脐和后背对应位置，随着转腰运动按摩两侧腰腹，共计做 36 次。记住手掌始终要贴住腰腹部，这样才叫"缠"，若离开腰腹部按摩功效会打折。玉龙缠腰这个动作可以有效按摩奇经八脉之中的带脉，经常按摩带脉，可以改善腰腹部的血液循环，缓解腰肌疲劳，并防止腹部脂肪堆积。

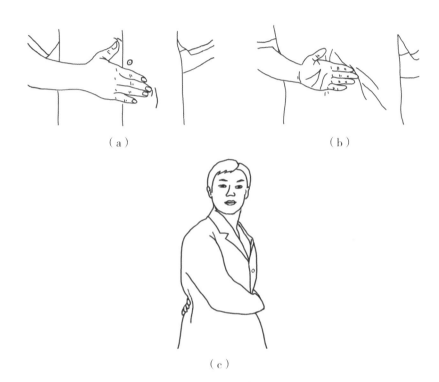

（a） （b）

（c）

玉龙缠腰示意图

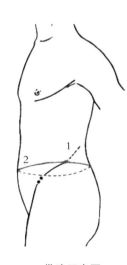

注：（1）带脉环腰一圈而行，能约束纵行之脉如冲脉、任脉、督脉以及足阳明胃经、足太阳膀胱经、足太阴脾经、足厥阴肝经、足少阴肾经等诸多经脉。

（2）带脉的临床调理功用：

①健脾化湿，有助减肥。

②平调肝肾，有助滋阴降火。

③固涩下焦，有助治疗阳痿早泄、带下等泌尿生殖系统疾病。

带脉示意图

第七式 鱼跃叩臀

双下肢半蹲，做立定跳远状；起立时双拳拳心叩击股骨两侧的臀部肌肉，共计做 20 次。臀部是太阳经所过的地方，股骨两侧的臀部肌肉是环跳穴所在的地方，这个穴位是治疗坐骨神经痛、偏身麻木等疾病的重要穴位，配合蹲起运动叩击，有助调动少阳经和太阳经经气，从而改善腰椎局部的血液循环。

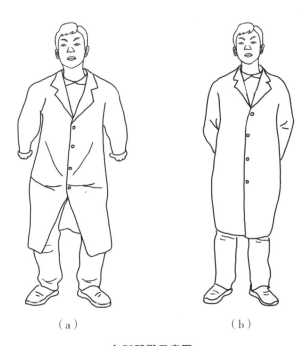

（a）　　　　　　　　　（b）

鱼跃叩臀示意图

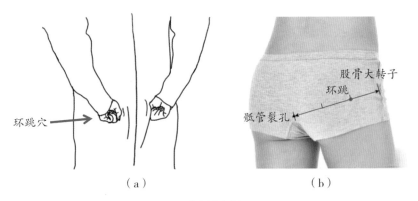

（a）　　　　　　　　　（b）

环跳穴示意图

相关的穴位注释

穴位名称	位置	临床作用
环跳	在股骨大转子最高点与骶管裂孔连线的外 1/3 交点处	祛风通络，缓急止痛。对腰背痛、下肢痿痹等病症有较好的临床疗效

结束式 抹腰舒筋

双手掌拇指在前，四指在后，卡放在肋骨下方，配合呼吸运动自上至下缓慢地揉按至尾闾骨。吸气时双手缓慢上提，呼气时缓慢下抹。共计做 20 次。

后腰部自十二肋以下至尾闾骨，有命门、肾俞、腰阳关、腰俞、八髎以及长强等腰部保健要穴，缓慢地自上而下配合呼吸运动揉按这些穴位，能有效放松腰肌，起到温经驱寒的功效。

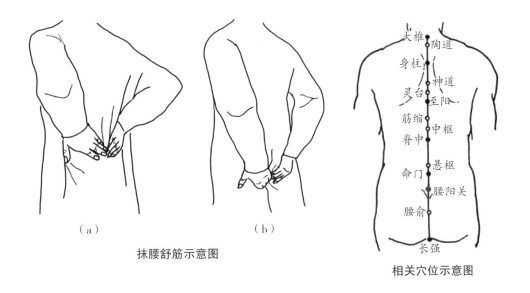

（a）　　　　　（b）

抹腰舒筋示意图

相关穴位示意图

相关的穴位注释

穴位名称	位置	临床作用
命门	第二腰椎棘突下凹陷中	主治肾虚腰痛、遗尿、泄泻、遗精等病症
腰阳关	第四腰椎棘突下凹陷中	主治腰骶痛、月经不调、带下清稀等病症

（续上表）

穴位名称	位置	临床作用
腰俞	骶管裂孔处	主治腰痛以及下肢痿痹、痔疮等病症
长强	尾骨下方，尾骨端与肛门连线的中点处	督脉之络穴，主治痔疮、脱肛、便秘、前列腺炎等病症

四、舒筋健腰操练习的注意事项

1. 注意选择平坦的地方进行练习

舒筋健腰操练习时讲究"四平八稳"，否则容易加重腰椎负担，尽量选择路面平坦、干爽、采光好的环境进行练习。

2. 注意练习重心

舒筋健腰操不少动作都是以腰为轴的动作，一些踢腿、下蹲的动作尽量保证腰部处于中正位，重心切忌过偏，这样有助形成正确的体位姿势习惯。

3. 量力而行

舒筋健腰操是一套轻柔的腰部锻炼方法，但也有一定的锻炼量，特别是腰肌劳损急性期的患者尽量以卧床锻炼为主，患者可以根据自身情况挑选例如原地倒卷肱、抹腰舒筋等两到三个动作进行锻炼，每次做 5 分钟左右，可配合以下床上锻炼方法：

（1）屈腿平放。

双腿缓慢做屈伸动作，可以先左腿后右腿，也可以两腿同时屈起再放下，20 次为一组，休息 5 分钟后再做第二组。屈腿后平放有助舒缓腰肌牵拉程度，从而缓解腰痛症状。

（2）仰卧举腿。

屈髋至约 90° 上举，每组做 10 次，休息 5 分钟后再做第二组。练习时可以两手同时在腘窝中点——委中穴进行点按。中医有"腰背委中求"的说法，委中穴对于缓解腰酸乏力、下肢麻痹等病症都有一定的功效，举腿时刺激委中穴，可有效锻炼腰肌，促进康复。

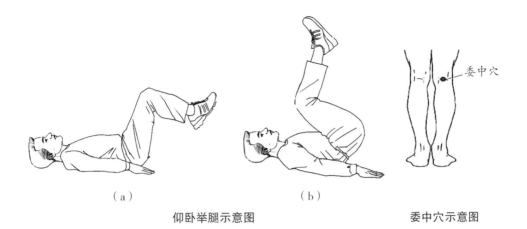

　　　　　　（a）　　　　　　　　　　　　（b）

　　　　仰卧举腿示意图　　　　　　　　　　　委中穴示意图

五、养成正确的体位习惯

　　正确的体位习惯有助于减缓腰椎的压力，特别是对于有腰椎间盘突出症的患者而言，养成正确的体位习惯，将有助延缓腰椎间盘突出症的发展，减少腰痛发作。

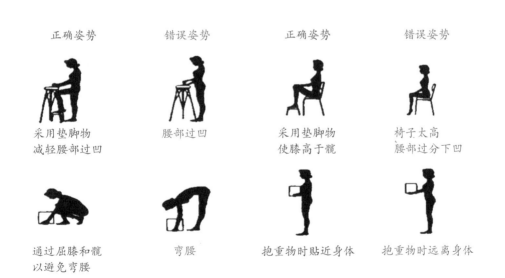

正确姿势	错误姿势	正确姿势	错误姿势
采用垫脚物减轻腰部过凹	腰部过凹	采用垫脚物使膝高于髋	椅子太高腰部过分下凹
通过屈膝和髋以避免弯腰	弯腰	抱重物时贴近身体	抱重物时远离身体

体位习惯示意图

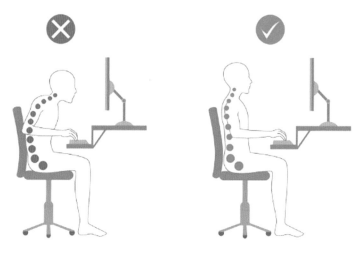

正误坐姿示意图

六、有助改善腰痛的药材和食疗方

1. 常见平和补肾类中药材举例

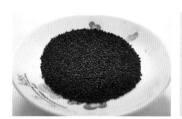

菟丝子

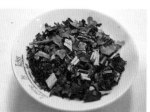

桑寄生

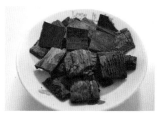

杜仲

补肾药材简介

名称	补肾特点
菟丝子	具有平补肝、脾、肾三脏的特点，兼能安胎、固涩、调节机体免疫力，每次用量以 10 克左右为宜
桑寄生	三者之中药性最为平和，有补肾、通络、安胎的作用，每次以 20～30 克为宜
杜仲	有补肾兼祛湿的作用，久用有一定的温燥感，每次不超过 20 克为宜

2. 常用食疗方举例

（1）桑寄生黑豆五加皮煲猪骨。

【材料】桑寄生 15 克，黑豆 30 克，五加皮 5 克，猪骨 500 克，生姜 2 片。

【做法】猪骨洗净，锅内加水 2000 毫升，煮开后放入上述材料，大火转小火煮 2 小时后下盐调味即可饮用。

【功效】祛风通络，补肾化湿。桑寄生配合五加皮有助祛除腰背部的风湿邪气，该方对腰痛伴见腰膝酸软无力、下肢沉重感患者较为合适。

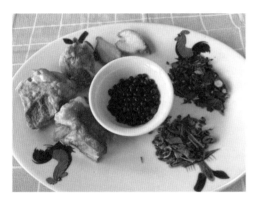 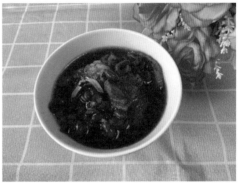

（a）　　　　　　　　　　　　　　　（b）

桑寄生黑豆五加皮煲猪骨

（2）杜仲栗子芡实煲猪尾骨。

【材料】杜仲 10 克，栗子 10 个，芡实 10 克，枸杞子 10 克，猪尾骨 500 克，生姜 3 片。

【做法】猪尾骨洗净后切成小块，锅内加水 2500 毫升，煮开后放入上述材料，大火转小火煮 1 小时后下盐调味即可饮用。

【功效】健脾补肾。芡实、栗子两种材料和杜仲相搭配，补肾养生的功效更加显著，对肾虚腰痛、夜尿多、冬季容易手足冰冻的人士都较为合适。

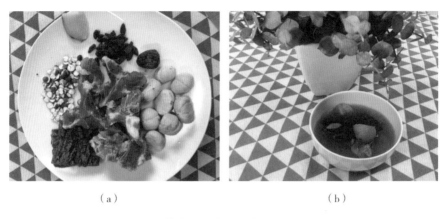

（a）　　　　　　　　　　　（b）

杜仲栗子芡实煲猪尾骨

（3）莲藕淮山核桃煲猪踭。

【材料】莲藕250克，干淮山20克，核桃20克，猪踭500克，生姜3片。

【做法】莲藕洗净后切成小块，锅内加水2500毫升，煮开后放入上述材料，大火转小火煮1小时后下盐调味即可饮用。

【功效】健脾补肾，益气滋阴。莲藕是冬天的应节食材，配伍核桃和淮山煲汤，对老人腰痛、口干唇燥、关节酸软乏力以及冬天时感精力不济等症都有较好的辅助调理功效。

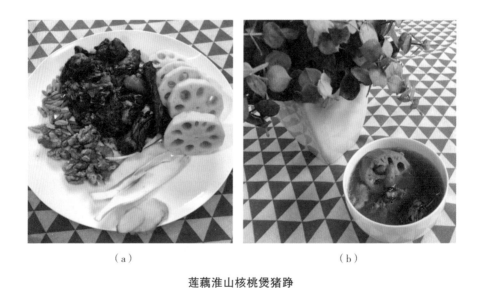

（a）　　　　　　　　　　　（b）

莲藕淮山核桃煲猪踭

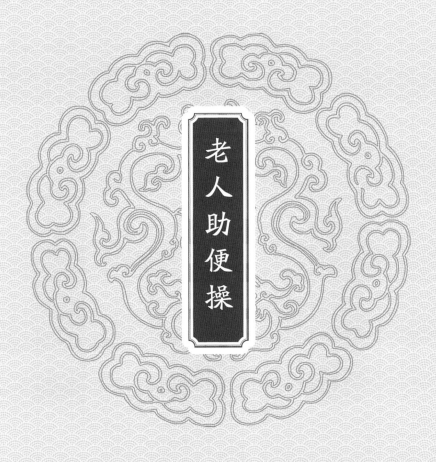

老人助便操

一、便秘的流行病学情况

排便是人体基本的生理活动之一，是人体排毒、新陈代谢的重要途径。中医自古以来就有"欲得长生，肠中常清"这样的说法，可见排便对于健康的重要性。随着年纪的增大，人的生理机能下降，便秘成了困扰老年人的常见健康问题之一。据统计，50~70岁的中老年人群中，10%有不同程度的便秘，70岁以上老人便秘的患病率更是高达20%以上，年纪越大，便秘的发生率也越高。便秘不仅容易诱发痔疮，而且用力大便更是中风、心肌梗死、急性心力衰竭的常见诱因，所以便秘是一个不容忽视的临床症状。

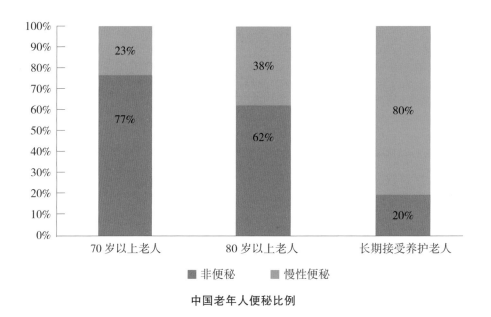

中国老年人便秘比例

从上图可以看出，中国70岁以上老人便秘的发生率大于20%，便秘已成为一个不容忽视的老年健康问题。

二、便秘分类及治疗现状

便秘分类及治疗

便秘分类	病因	治疗现状
功能性便秘	饮食习惯改变、心理应激因素、老年、滥用泻药等	口服通便药治疗；必要时要进行心理疏导
继发性便秘	肠道本身病变：痔疮、肛裂、直肠炎、结肠肿瘤、先天性巨结肠等	外科治疗
	其他系统疾病导致，如帕金森病、糖尿病、多发性硬化、重症肌无力等	专科治疗原发病 + 口服通便药
	药物不良反应导致，如吗啡、阿托品、抗抑郁药、镇静药等	视具体原因停药

三、常用通便药适应证及副作用

常用通便药适应证及副作用

分类	名称	作用机理	适应证	副作用
渗透性泻药	乳果糖	不易被吸收的双糖进入肠管后被分解为乳酸与气体，刺激肠管蠕动	习惯性便秘、肝昏迷患者	腹胀、纳呆
	聚乙二醇电解质	增加肠道内容物的渗透压，达到渗透性腹泻的效果	肠道检查前准备	容易导致饱胀、恶心感
	甘露醇	增加肠管渗透压	肠道检查前准备	容易导致电解质紊乱
	硫酸镁	增加肠管渗透压	肠道检查前准备	引起恶心、腹胀等不适
润滑性泻药	甘油	软滑、润滑大便	靠近直肠的干结大便	无明显副作用
益生菌类药物	枯草杆菌、双歧杆菌、酪酸梭菌片等	有助产生有机酸类物质，刺激肠道蠕动，从而促进排便	习惯性便秘的人群	长期服用容易导致腹泻、便秘，从而导致肠道菌群失调

四、老人助便操的创制思路及动作详解

中医认为肺与大肠相表里，欲通肠腑，必先理肺气。肠管气机的通降除了肺脏外，还和三焦经、少阳胆经、脾胃经的气机升降密切相关，三焦气机通畅，才有利于肠气的下降。最后肠气以下行为顺，因此揉按、叩击经络的方向必须是自上而下揉按或者捶击，这样才有助于通降腑气。

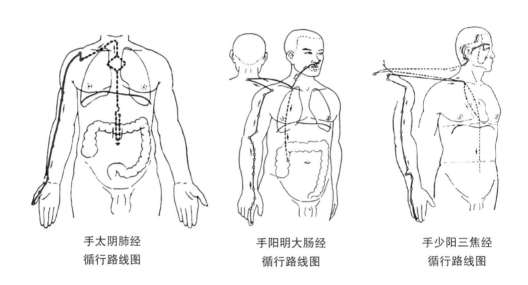

手太阴肺经　　　　　　　　手阳明大肠经　　　　　　　手少阳三焦经
循行路线图　　　　　　　　循行路线图　　　　　　　　循行路线图

第一式 **推金井**

左手的拇指和食指捏住右手的食指，右手的拇指搭在左手腕的腕骨最高点，左手二指自下而上推捏右手食指第一、二节，右手拇指揉按左手腕腕骨附近，共计做 36 次。两手交换做。食指指甲末端内侧是手阳明大肠经起源穴，叫商阳穴；而腕骨最高点前凹陷处是手太阴肺经的起源穴，叫太渊穴，经络的第一个穴位叫井穴，是经气发源的地方。中医认为肺和大肠在五行上都属金，而且肺与大肠相表里，同时点按这两条经脉的起源，有助通利大便。

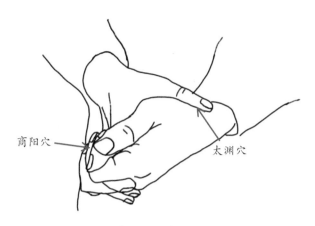

推金井示意图

相关的穴位注释

穴位名称	位置	临床作用
商阳	食指指甲根部，桡侧下方0.1寸	宣肺利咽，开窍醒神，主治咽喉肿痛、急性中毒导致的昏迷等疾病
太渊	掌后第一横纹桡侧触摸至脉搏跳动处	宣肺平喘，下气止咳，急救时针刺太渊穴，有助增加肺通气

第二式　敲金盆

金盆就是我们的骨盆，敲金盆就是沿着任脉、足阳明胃经、足少阳胆经、督脉、足太阳膀胱经在骨盆走行的地方捶敲，有助疏导经气的运行。从西医解剖学角度看，骨盆是直肠、乙状结肠所在处，捶敲骨盆有助于促进肠管的蠕动。

敲金盆首先从腹部正中开始。一手握拳，另一手包住拳头，从肚脐往下有节奏地叩至耻骨上方，共计做36次；然后两拳放在骨盆正面最高点，这是足阳明胃经所过的地方，从上往下叩至大腿，共计做36次；接着是叩击身体两侧的足少阳胆经，将两拳放在骨盆侧方最高点，自上而下叩至大腿两侧，共计做36次；最后是后背正中，也就是足太阳膀胱经和督脉所过的地方，一手握另一手的手腕，肘关节屈曲近直角，用手前臂自上而下进行叩击，共计做36次，两手交叉再做一次。手前臂有手少阳三焦经的支沟、外关、会宗等穴位，用来撞击后背有助刺激这些穴位，帮助排便。

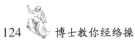

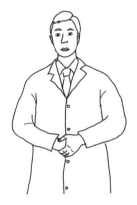

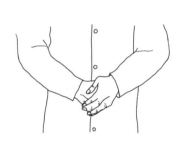

（a）敲任脉

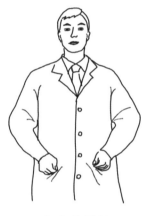

（b）敲胃经

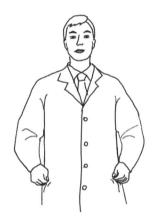

（c）敲胆经

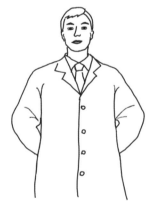

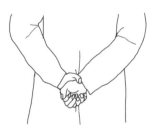

（d）敲督脉

敲金盆示意图

相关的穴位注释

穴位名称	位置	临床作用
外关	腕横纹中点上三横指	八脉交会穴之一，有疏通气血、清热解表的作用，主治外感热病、偏头痛、急性腰扭伤、落枕等病症
支沟	腕横纹中点上四横指	通利三焦，降气通肠，主治便秘、腰痛、肋间神经痛等病症
会宗	腕横纹上四横指，支沟穴旁开一横指	三焦经的郄穴。有清利三焦、安神定志的作用，主治前臂疼痛麻木、耳鸣耳聋等病症

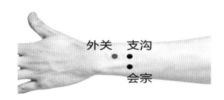

相关穴位示意图

第三式　顺肠管

　　我们的结肠肠管走行是从右下腹到中腹到左下腹，顺着肠管的走行揉按，才有助于促进肠管蠕动，把大便顺利排出体外。顺肠管的口诀是"掏—推—按"，首先两手重叠，从右下腹自下而上手指用力掏至与肚脐同高处，再往左推至左侧腹部，最后两手指指尖稍用力往下按，共计做 36 次。

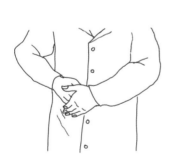

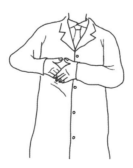

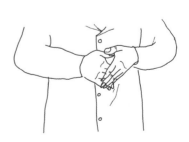

（a）掏：手指微屈　　　　（b）推：掌心平推　　　　（c）按：指尖往下用力按

顺肠管示意图

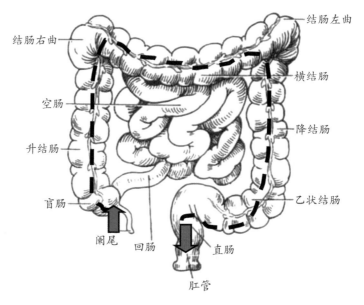

结肠肠管走行示意图

结束式

做操结束后再在平地步行 5 分钟左右，边走边用两拳自上而下捶叩身体两侧，有助继续疏通三焦经，促进肠管蠕动，顺利排便。

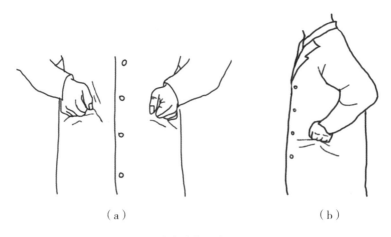

（a）　　　　　　　　　　　（b）

结束动作示意图

五．老人助便操练习的注意事项

1. 做操之前先饮 200 毫升温开水

温开水的定义是和体温接近的开水，也就是35℃～40℃的开水，强调温开水是因为它比起凉开水更有助促进胃肠蠕动，尤其是中老年人自身气血不足，想要通便更应该常喝温开水。

2. 选择清晨时间进行练习

清晨5—7点是大肠经当令的时间段，抓紧这个时间点进行锻炼，非常有助促进肠管的蠕动。除此之外，夜间7—8点（相当于晚餐后2小时左右）进行练习，也有助于促进食糜蠕动，帮助消化。

3. 配合定时蹲点

坚持练习助便操，有助改善肠管供血，如想大便顺畅，必须养成定时蹲点的习惯，因为定时蹲点有助形成排便规律，让排便变得轻松。

六、便秘的食疗方法

1. 有助通便的蔬菜

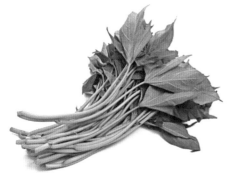

番薯叶

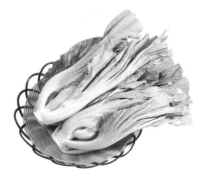

芥菜

番薯叶和芥菜都是通便类叶菜的代表。其中番薯叶味甘性平，有一定的扶中补益作用，适合气虚体质的便秘人士进食，类似食材还有油麦菜、葫芦瓜、冬瓜等；而芥菜性寒，有清热下气的作用，对于便秘伴口干、口舌生疮者较为合适，类似食材还有生菜、春菜、白萝卜、白菜、海带等。

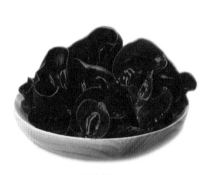

黑木耳

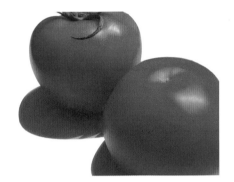

番茄

黑木耳富含多糖类物质和膳食纤维，有助促进肠道蠕动。番茄富含黄酮类化合物、水溶性维生素和番茄红素，长期食用，不仅有助润肠通便，带出体内垃圾，更有助维持肠管上皮、血管上皮的健康，是名副其实的全身调理型蔬菜。

2. 有助通便的水果

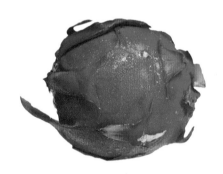

火龙果

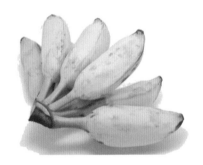

大蕉

火龙果富含植物纤维素、不饱和脂肪酸，有助软化大便，特别是红肉火龙果有一定的扶正功效，对于改善老人便秘十分适合。大蕉富含植物纤维素和水溶性维生素，有很好的生津解渴功效，适合证属阴虚的便秘人士。

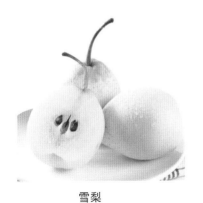
雪梨

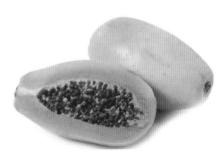
木瓜

　　雪梨中所含有的水分和纤维素比例适中。中医认为雪梨性凉，有清肺生津的功效，肺与大肠相表里，雪梨对于各种热病后导致的大便干结有很好的治疗功效。木瓜富含胶原蛋白、B 族维生素，不仅能软化大便，更有助于调节肠道菌群。中医认为木瓜性平，有润肺健脾的作用，生食偏于生津润肠，熟食偏于健脾扶正，对于各类型便秘均有一定的辅助调理功效。

3. 常用食疗方

（1）黑芝麻核桃糊。

【材料】黑芝麻 500 克，核桃 250 克。

【做法】炒熟后打粉，每天进食一汤匙（约 20 克），配合蜂蜜调匀服食，白开水送服，每日 1 次。

【功效】适用于津液亏虚导致的便秘。

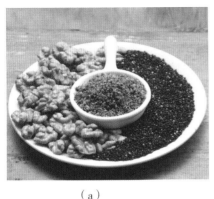
（a）

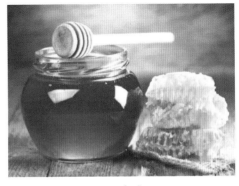
（b）

黑芝麻核桃糊

（2）鲫鱼木瓜胡萝卜汤。

【材料】鲫鱼 1 条，胡萝卜 100 克，木瓜 1 个、柠檬皮 1 块，姜丝少许。

【做法】鲫鱼洗净后用少许盐腌，起锅下油煎至金黄色，加水 1500 毫升，煮开后放入木瓜、生姜、胡萝卜、柠檬皮，大火转小火煮 1.5 小时后下盐调味即可饮用。

【功效】柠檬皮不仅有去腥增鲜的功效，而且有助通利肠气，注意喝汤时要同时吃木瓜和胡萝卜。该方有很好的健脾生津、益气通便之效，适合脾虚津亏的老人服食。

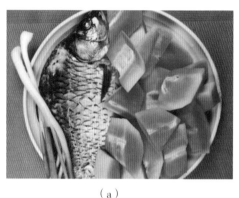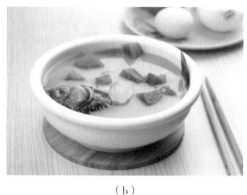

（a）　　　　　　　　　　　　　（b）

鲫鱼木瓜胡萝卜汤

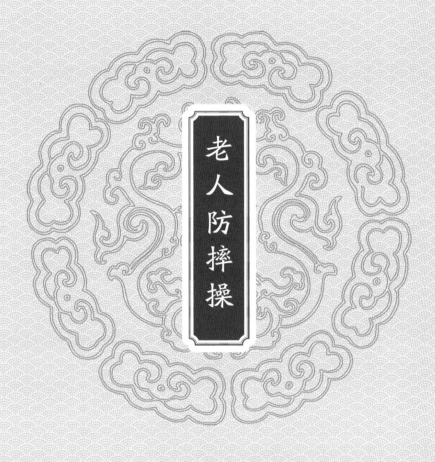

老人防摔操

一、老人摔倒的流行病学情况

如今人口老龄化问题日益突出，老年保健成了不可忽视的社会问题。老人除了心脑血管病、肿瘤等疾病高发之外，意外摔倒又是另外一个危及生命健康安全的突出问题。据有关死亡归因分析，摔倒是加速老人健康恶化的最主要因素，40%以上的老人去世与摔倒后因卧床发生的肺炎、下肢静脉栓塞相关。据国内不完全数据统计显示，我国65岁以上老人摔倒发生率高达16.7%，每年有超过3000万老人出现摔倒情况。并且随年龄增大，风险进一步升高，所以有效防摔是延长老人寿命、提高生活质量的关键所在。

有关数据研究表明，以下是容易摔倒的人群：①年龄大于65岁者；②曾有摔倒病史者；③贫血或血压不稳定者；④意识障碍、失去定向感者；⑤肢体功能障碍者；⑥营养不良、虚弱、头晕者；⑦步态不稳者；⑧视力、听力较差，缺少照顾者；⑨服用利尿药者。

对于上述人群，日常生活中更应注意起居细节，同时适当进行体育锻炼，有助改善平衡力，防止摔倒。

二、老人防摔操的创制思路及动作详解

经络操视频

太极拳是我国特有的健身拳，是以下肢为主、强度适中的有氧运动，练习时非常讲究步态中正和重心平衡。现代运动医学研究表明，长期练习太极拳的老人，摔倒发生率比没有练习太极拳的老年人要显著降低30%以上。我们根据太极拳"立身中正"的要旨，创制了这套简单易行的老人防摔操，长期坚持锻炼，有助提高下肢肌力、平衡力和运动的协调性，对防止摔倒有一定的作用。

预备式 **热膝操＋玉龙缠腰功**

（1）**热膝操：**中指和无名指分开，夹住胫骨两端，自下而上按摩膝盖，每边做30次。胫骨的两端有阴陵泉穴和阳陵泉穴，膝盖的两侧有血海穴和梁丘穴，用力按摩这几个穴位有助改善膝盖血液供应。

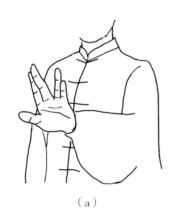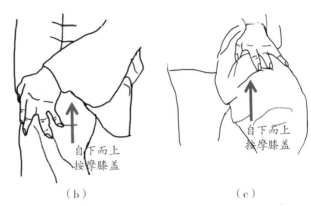

（a）   （b）   （c）

热膝操示意图

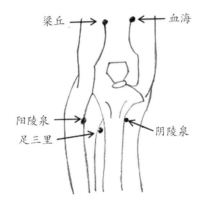

相关穴位示意图

相关的穴位注释

穴位名称	位置	临床作用
血海	屈膝，手掌放在膝盖上，指尖朝前，大拇指与其他手指呈45°分开，大拇指所指的地方即血海穴	养血祛风，缓急止痛。主治膝软无力、慢性荨麻疹、痛经、月经不调等病症
梁丘	用力伸展膝盖时，膝盖外侧筋肉凸出处的凹陷	和胃理气，消肿止痛。主治胃痛、膝关节肿痛、乳房胀痛等病症

（2）玉龙缠腰功：两手掌一前一后放在肚脐和后背对应位置，随着转腰运动按摩两侧腰腹。记住手掌始终要贴住腰腹部，这样才叫"缠"，若离开腰腹

部，按摩功效会打折。可以按摩带脉、督脉、任脉、冲脉和足太阳膀胱经，能缓解腰肌疲劳，并防止腰腹部脂肪堆积。

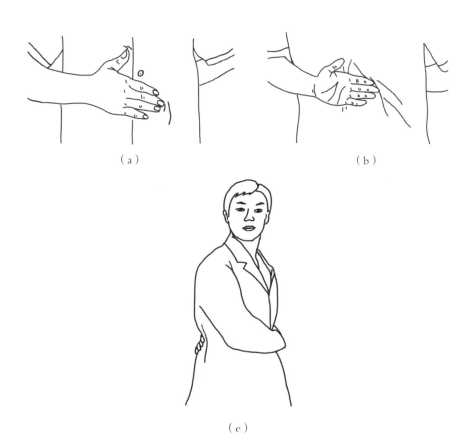

玉龙缠腰功示意图

注：（1）带脉环腰一圈而行，能约束纵行之脉如冲脉、任脉、督脉以及足阳明胃经、足太阳膀胱经、足太阴脾经、足厥阴肝经、足少阴肾经等诸多经脉。

（2）带脉的临床调理功效：

①健脾化湿，有助减肥。

②平调肝肾，有助滋阴降火。

③固涩下焦，有助治疗阳痿早泄、带下等泌尿生殖系统疾病。

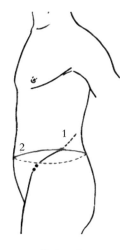

带脉示意图

第一式　起势

　　两腿开立，左脚先向左迈开半步，然后逐渐调整至与肩同宽，然后两手掌下垂，自下而上平举至胸前，缓缓下按内收至两髋部，指尖向前。

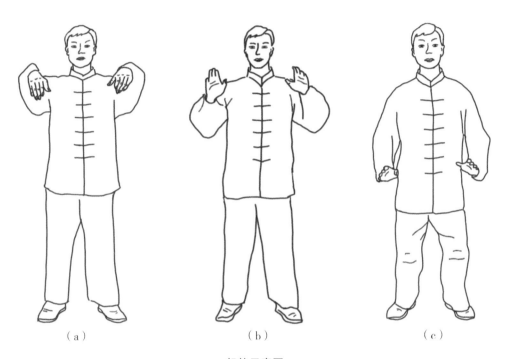

（a）　　　　　　　　　　（b）　　　　　　　　　　（c）

起势示意图

练习要点：

①身体重心保持在两腿之间。

②沉肩坠肘，指尖微向前。

③配合呼吸运动，两手上提时吸气，下按时呼气。

第二式　白鹤亮翅

　　两手同时上举至平脐处后两掌心相对，右手自左下至右上画弧，至与右前额同高，掌心逐渐向外翻，左手画弧至左髋前，指尖向前，同时左脚向前迈出半步呈虚步。

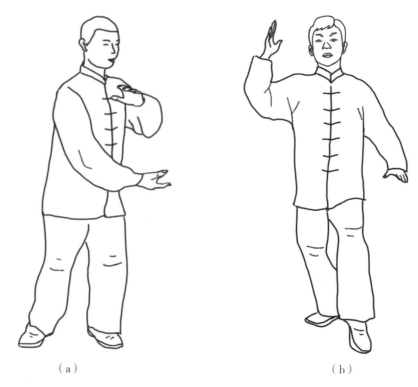

（a）　　　　　　　　　　（b）

白鹤亮翅示意图

练习要点：

①胸不要挺出，两臂上下都要保持半圆形。

②指尖高举不过头。

③身体重心后移，右手上提、左手下按要一致，这样才有舒展气机的妙用。

第三式 **前搂膝拗步**

右手自上而下画圆弧，至右髋后继续向后画弧至与右耳同高，左手掌掌心向自己，自左向右画圆弧，至右髋处，左脚呈丁步，转腰，右手掌从耳尖缓缓向前推出至胸前，同时迈开左脚呈左弓步，左手掌沿左膝盖画弧，指尖向前。

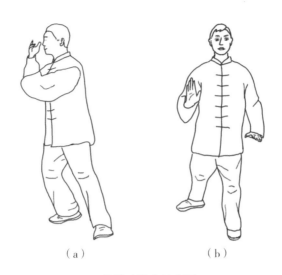

（a） （b）

前搂膝拗步示意图

第四式 **后搂膝拗步**

左脚跟扣起，转腰，脚跟向右转90°，重心转至左大腿，同时左手掌自下而上举至与左耳同高，右脚呈丁步，转腰，左手掌从耳尖缓缓向前推出至胸前，同时右脚向右前迈步呈右弓步，右手掌沿膝盖画弧，指尖向前。

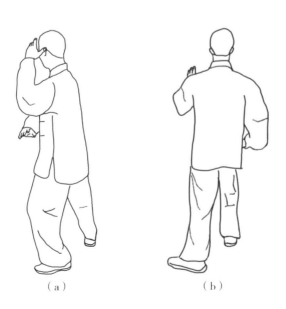

（a） （b）

后搂膝拗步示意图

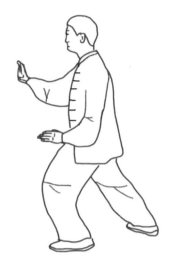

第五式 右搂膝拗步

右脚跟扣起向右转 45°，重心转移至右大腿，左脚呈丁步，右手画弧至与右耳尖同高，左手画弧至右髋前，转腰，右手掌从耳尖缓缓向前推出至胸前，同时左脚向前迈步呈左弓步，左手掌沿膝盖画弧，指尖向前。

右搂膝拗步

第六式 左搂膝拗步

左脚跟扣起，转腰，脚跟向右转 90°，重心转移至左大腿，右脚尖丁步，左手画弧至与左耳尖同高，右手画弧至左髋前，转腰，左手掌从耳尖缓缓向前推出至胸前，同时右脚向前迈步呈右弓步，右手掌沿膝盖画弧，指尖向前。

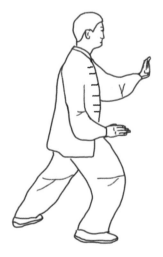

练习要点：

①松腰沉肘，上步时后脚不可拖地。

②后一脚与前一脚彼此都要横向隔开，距离约同肩宽，脚尖外撇约 45 度。

③以腰带手，眼随掌动，臂不可全伸直，保持一定弧度。

左搂膝拗步示意图

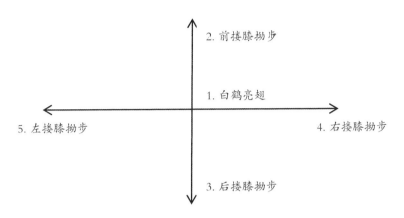

2. 前搂膝拗步

1. 白鹤亮翅

5. 左搂膝拗步   4. 右搂膝拗步

3. 后搂膝拗步

四个搂膝拗步的方位示意图

第七式 如封似闭

右脚后撤一步，重心转至右大腿，左脚跟扣起，两手掌心向上，由前往后收至胸前两侧，再往前推掌，重心在左大腿，呈左弓步。

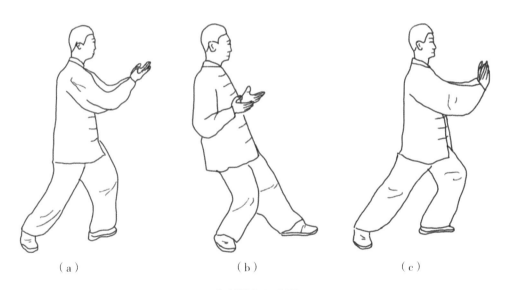

（a）   （b）   （c）

如封似闭示意图

练习要点：

①身体的后仰需要和重心的转移一致。

②两臂回收时，肩、肘部略向外松，不要僵直。

③推掌时手臂保持一定的弧度，与膝盖平齐为宜。

第八式 收势

左脚跟扣起，向右转腰，右手画弧至右前方，两掌心向上，左手在上，右手在下，呈交叉手，同时右脚回撤，两脚掌稍分开，与肩同宽，两手经胸前缓缓往下放至身体两侧。

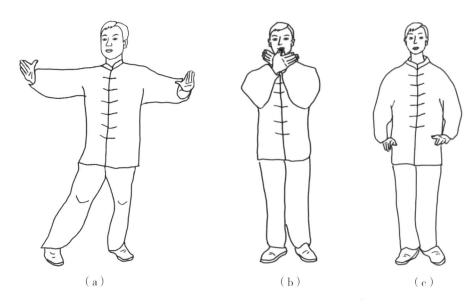

（a）　　　　　　　　　（b）　　　　　　　　　（c）

收势示意图

练习要点：

①重心移动时，注意上身保持正直。

②松肩垂肘，缓慢呼气，随着呼吸导引，两手慢慢下落于两腿外侧。

③收势后自然呼吸半分钟进行调整再动身。

三、老人防摔操练习的注意事项

1. 保持中正平缓

所谓中正，就是指打拳时重心始终在两脚之间，两腿不要在同一直线上，这样才可以保证重心平衡。转的时候以腰为轴，带动脚的迈步，脚的着地是脚跟先着地，逐渐过渡到脚掌，重心随之转移到弓步的重心腿，屈膝不过前脚尖，以减少膝关节的损伤。

2. 手脚协调有序

每个招式的重心过渡需要清晰，切忌过急过快，清晰地进行重心转移才是练习稳定性的关键。

3. 沉肩坠肘

这是练习太极拳的要领之一，有助增强肩部的稳定性，提高身体的平衡能力。

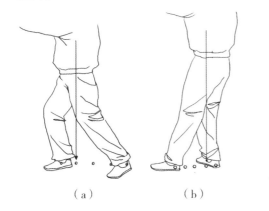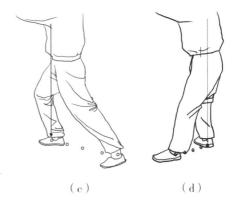

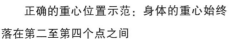

正确的重心位置示范：身体的重心始终落在第二至第四个点之间

错误的重心位置示范：身体的重心落在第一或第五个点

4. 重复热膝操

做完防摔操后再做一次热膝操，可以缓解膝关节的不适感，减少膝关节无菌性关节炎的发生。

5. 注意空气流通

练习时尽量选择空气流通的地方，对于站立不稳者，建议选择有扶手的练习场所。

四、老人防摔的注意事项

1. 老人起居出行要点

（1）穿的鞋子一定要合脚，尽量选择轻便、透气性好的运动鞋。

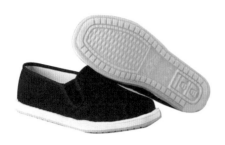

尽量选择平底耐磨、防滑的布鞋

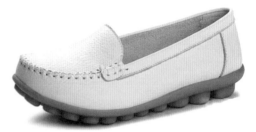

鞋底凹凸不平，不建议老人穿着

（2）出行尽量选择平地行走，切忌走石子路或者走山间小路，必要时带上手杖、带柄雨伞进行协助，特别是走上坡路时，更需要助行器相助。

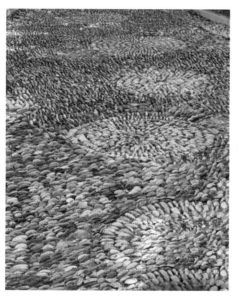

石子路扎脚，易产生疼痛感

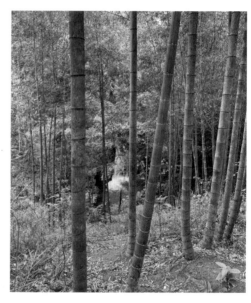

山路不平，特别是下雨后更加容易摔倒

（3）居所、吃饭的酒楼如刚拖完地，最好等地板干了再行走。同理，老人雨天出门，尽量要有人陪伴。

（4）可在客厅、房间设置供扶手的物件，例如椅子、柜子等，通道切忌杂物过多，否则容易绊倒，且拖地后地面不容易干。

（5）蹲厕不符合老年人需求，家中最好设有坐厕。马桶边设扶手，方便站立，特别是蹲坐时间久后，更要扶手帮助站立。

（6）厕所浴室建议安装防滑垫、坐浴凳，如厕通道要安装廊灯或吸顶灯。特别是老人有起夜的特点，更应注意保持如厕通道适当明亮。

（7）老人起床注意"三个半"：醒后先卧床半分钟，然后在床边坐半分钟，最后站立半分钟适应后再行走。这样可以最大限度地清醒头脑，保证姿势调节反射完全建立，降低摔倒风险。

2. 摔倒时的自我救治方法

相对于臀部着地或一侧身体着地，用手撑地给老人造成的伤害以及治疗的难度要小得多。如果摔倒时坐到地上，支撑点落在臀部，容易导致腰椎压缩性骨折。由于纵向的超负荷引起的脊柱损伤，骨折后需要卧床 3 个月，愈合非常慢。如果椎体压缩超过 1/2，情况就比较严重了，需要手术治疗。如果摔倒的时候，用手撑地，往往损伤的是腕关节，顶多导致尺骨远端或桡骨远端骨折。这种手臂骨折在护理上不需要卧床，并且康复训练容易做，也不会发生致命的并发症。

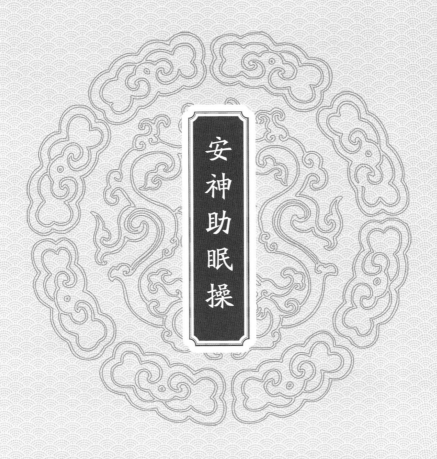

安神助眠操

一、失眠的流行病学情况

失眠是临床常见病症之一，随着社会现代化和老龄化发展，失眠的发病率正在迅速升高。据有关统计数据显示，全球失眠率达 35.7%，较 10 年前增加了 5.3%，并且还有不断上升的趋势。失眠常是焦虑症、抑郁症最早期的伴见症状，如及早重视，很多心理障碍问题可以得到有效解决，而且失眠与心脑血管疾病、免疫功能低下等问题也是息息相关的，为提高人们对失眠问题的重视，每年的 3 月 21 日被定为"世界睡眠日"。

我国居民失眠状况也不容乐观，根据睡眠研究会 2021 年 3 月发布的《2021 年运动与睡眠白皮书》，我国有 3 亿多人面临失眠及相关问题，发病率高达 38.5%，这一数字比欧美发达国家的患病率还要高！而且我国失眠的就诊率仅有 13% 左右，换句话说，有一半以上的人群都在忍受失眠的煎熬。人的一生有 1/3 的时间在睡眠之中度过，睡眠质量下降，会直接影响生活质量，所以民间自古就有"药补不如食补，食补不如睡补"的说法。因此，失眠是一个不容忽视的亚健康状态。

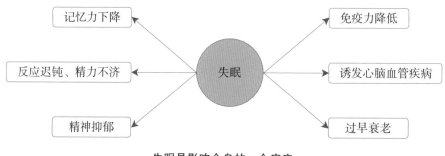

失眠是影响全身的一个病症

二、失眠的治疗现状

心理的急性应激（45%以上）
短期内的过度兴奋、焦虑、精神紧张、抑郁、近期居丧、躯体不适，以及睡眠环境的改变、时差反应

疾病（10%左右）
如抑郁症、躁狂症、呼吸睡眠暂停综合征、甲亢、心功能不全、慢性疼痛等

药物及食物（10%左右）
咖啡因、茶碱、甲状腺素、可卡因、皮质激素和抗震颤麻痹药，撤药反应的反跳性失眠等

心理因素
如敏感性格，过分关注自己的入睡困难

现代医学对失眠病因的研究进展

从上图分析可以知道，失眠障碍大部分是由精神心理因素引起的，因此镇静安神类药物仍然是治疗失眠的主角。

安眠药简介

药物分类	常见药物举例	作用特点	副作用
苯二氮䓬类药物	安定、阿普唑仑、艾司唑仑、氯硝西泮等	种类多，是目前使用最广泛的抗失眠药	晨起有药性残留效应，并容易形成依赖性或产生成瘾性
非苯二氮䓬类药物	唑吡坦片、右佐匹克隆、扎来普隆等	起效快，兼具抗焦虑作用，日间残留效应相对较低，是新一代的助眠药	长期使用有依赖性
褪黑素受体激动剂	雷美替胺等	次日残留效应更低，药物依赖性低	对体内激素分泌周期有一定影响，并有潜在的致癌可能
抗抑郁类精神药	曲唑酮、奥氮平、文拉法辛、氟伏沙明、喹硫平等	有显著的抗焦虑作用，多作为抗失眠的二线用药	容易有嗜睡、情绪低落的情况

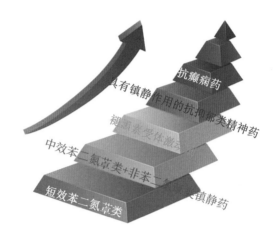

镇静催眠药的阶梯用法图示

从上表可以看出，镇静安神药均具有一定的副作用，服用时间越长，副作用越明显。中医药外治法例如耳穴压豆、浴足、穴位按摩等具有安全、方便、副作用低、无成瘾性和药物依赖性的特点，因此寻找合适的中西医结合治疗方法，对于缓解失眠，减少西药用量，提高生活质量具有重要意义。

三、安神助眠操的创制思路及动作详解

明代医学名著《景岳全书》指出，"寐主乎阴，神其主也。神安则寐，神不安则不寐"；《黄帝内经》有"神者，血气也""胃不和则卧不安""阳不入阴则不寐"以及"心藏神、肺藏魄、肝藏魂、脾藏意、肾藏志"等理论，说明失眠是五脏相关的疾病。我们根据脏腑的经络循行路线以及大脑神经反射区的分布规律，创制了这套简单易行的安神助眠操，长期坚持，有助快速入眠，提高睡眠质量。

预备式

洗手后两手掌对擦至手掌发红。手是人体感觉最灵敏和毛细血管网分布最多的地方之一，手指也是多条经脉起源、交会的地方，双手对搓，一来有利于调节神经兴奋性，二来有利于改善末梢循环，驱赶寒气。

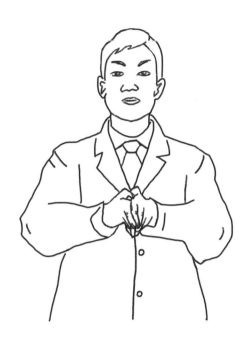

预备动作示意图

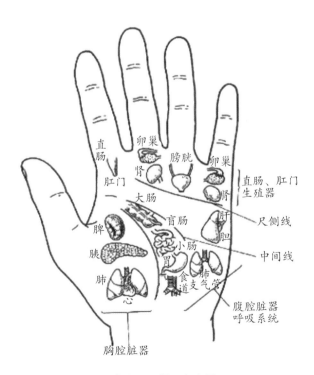

手掌穴位反射区参考图

第一式 干洗面

两手掌掌心向自己，从前额由上到下搓面，共计做 36 次。面部是颅神经感觉末梢最集中的地方，用手干洗面，可以有效放松大脑，改善局部血液循环，长期坚持，还有助于去掉黑眼圈。从中医角度看，足阳明胃经起源于眼眶下的承泣穴，往下经颈部至胸腹，承泣穴也是阳明经和奇经八脉中任脉、阳跷脉的交会穴，因此干洗面有助梳理阳明经的气血。

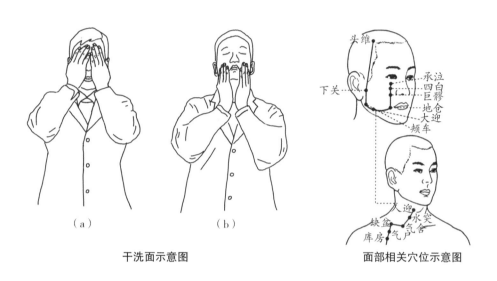

（a） （b）

干洗面示意图 面部相关穴位示意图

第二式 开天门

两手拇指相对，放在头顶，两手中指放在眉心，自下而上推按，共计做 36 次。眉心的印堂穴和头顶最高点的百会穴是总管人体阳气的督脉上的重要穴位，逆着督脉走行方向推按，有助潜敛阳气。

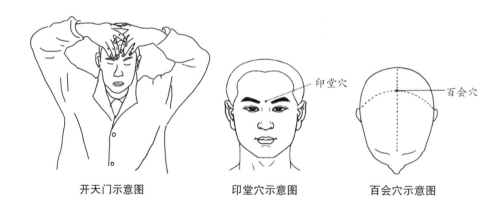

开天门示意图 印堂穴示意图 百会穴示意图

第三式 干梳头

两手先从前额开始往后梳至发尾，再从两边太阳穴开始梳至发尾，各计做36 次。头部不仅是督脉、足阳明胃经、手少阳三焦经等经脉交会处，还是六条阳经的起始处。手指头是手少阴心经、手厥阴心包经等穴位的起源地，用手指干梳头，可以交通心肾、调和阴阳，长期坚持，还可以治疗脱发、头痛、头晕等病症。

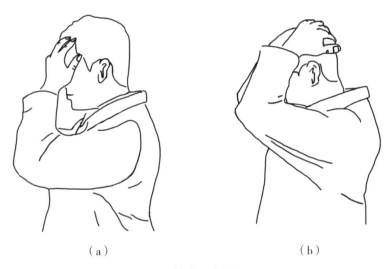

（a）　　　　　　　　　（b）

干梳头示意图

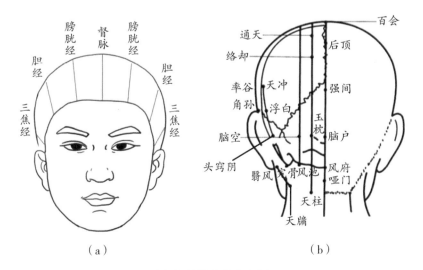

（a）　　　　　　　　　（b）

头部经络及穴位分布图

第四式 握拳顶心

右手握拳，四指弯曲呈一直线，对准左手掌掌心的横纹；左手包住右拳，有节奏地自上而下推压，共计做 36 次。两手交换做。揉按手心的劳宫穴有很好的安神助眠功效，手心到掌根部分布着胃肠道对应的反射区。俗话讲，"胃不和则卧不安"，用力推压这些区域，有助调整胃肠气机，帮助改善睡眠。

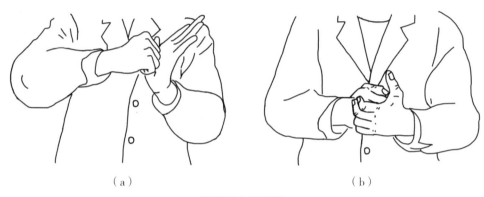

（a）　　　　　　　　　　　　（b）

握拳顶心示意图

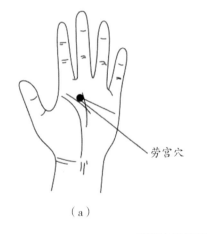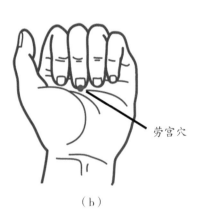

劳宫穴

劳宫穴

（a）　　　　　　　　　　　　（b）

劳宫穴示意图及取穴方法

相关的穴位注释

穴位名称	位置	临床作用
劳宫	在手掌心，第二、三掌骨之间，握拳屈指时中指尖处	清心除烦，降压助睡眠，并有助治疗痒疮、口舌生疮等疾病

第五式 擦小腿

两手四指放在足踝下，拇指放在小腿正中，自下往上推擦。足踝内下方的照海穴是阴跷脉和足少阴肾经的交会穴，而外下方的申脉穴是阳跷脉和足太阳膀胱经的交会穴，阴阳跷脉调节着眼睛开合，顺着这条经络走行按摩，有助快速入眠。

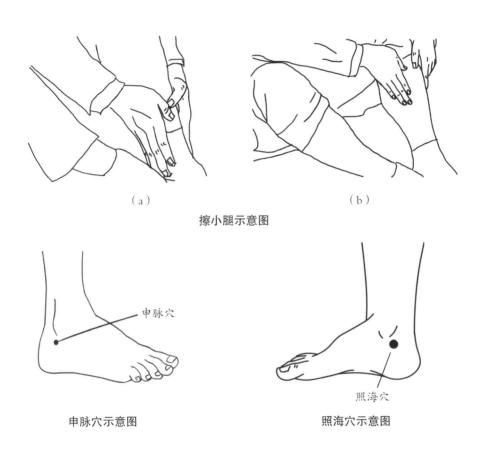

（a）　　　　　　　　　（b）

擦小腿示意图

申脉穴

申脉穴示意图

照海穴

照海穴示意图

相关的穴位注释

穴位名称	位置	临床作用
申脉	外踝直下方的凹陷处	温阳化湿。主治踝关节扭伤、眩晕、癫痫、精神分裂症、失眠等病症
照海	内踝直下方的凹陷处	主治足内翻、咽痛、失眠、前列腺增生导致的排尿困难或小便频数等病症

结束式

（1）两手放于风池穴，按摩 36 次。风池穴是少阳经上的穴位，按摩风池穴，有助梳理太阳经的气机，并有祛风散寒、温阳通络的作用，按摩后头部会有温热感，容易产生睡意。

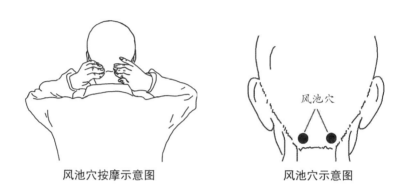

风池穴按摩示意图　　　　　　风池穴示意图

（2）两手掌掌根对叩 36 次。掌根部有大陵穴，是手厥阴心包经的原穴，有清泻心火的作用，反复对叩刺激，有助潜降心火，产生睡意。

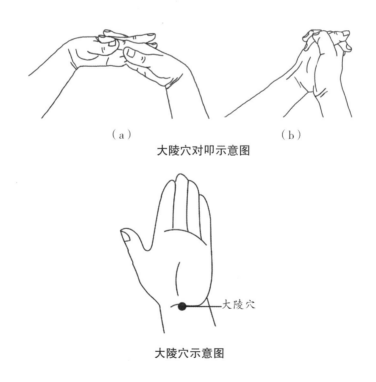

（a）　　　　　（b）

大陵穴对叩示意图

大陵穴示意图

四、安神助眠操练习的注意事项

1. 练习的时间

安神助眠操主要以养心安神为主要方向，适宜在夜间睡前 1 小时练习，每次练习 15 分钟左右，务必以坚持为原则，一般坚持练习 1~2 周后可渐渐收到效果。

2. 练习的环境

练习时应选择安静的环境进行练习，可选择在床边、办公桌等位置，练习的时候可以观看一些令人情绪平和的节目或者听一些抒情音乐，有助于快速入睡。

五、其他有助睡眠的小妙招

1. 耳穴压豆法

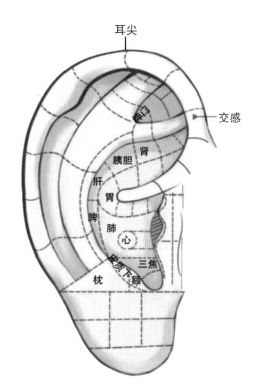

失眠病位在心，压豆时除了对应的心点外，一般尚配合肾、神门、耳尖、交感点、皮质下等耳穴点，取清心开窍、心肾相交之意，一般每周 1 次，每次可保留 2~3 天。

耳穴示意图

2. 助眠食疗方

（1）姜汁牛奶。

睡前喝一杯姜汁牛奶，有很好的散寒安神作用，注意牛奶的量不宜超过 200 毫升，姜粉的量也不宜多，否则会加重胃肠负担。建议每次用 2 量勺奶粉 + 少量姜粉冲服，坚持服用，不但可以安神，更有很好的护胃和美容作用。

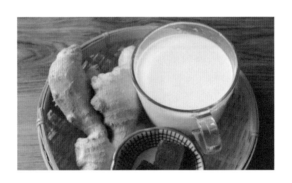

姜汁牛奶

（2）加味甘麦大枣茶。

加味甘麦酸枣茶是中医传统的安神方，特别对精神紧张有很好的调理功效，配合桂圆肉、酸枣仁两味中药，养肝血功效更佳，是适合广大失眠患者的通用调理方。

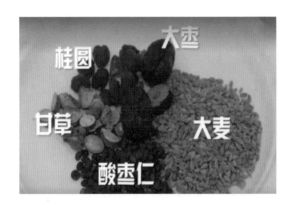

加味甘麦大枣茶材料

3. 浴足疗法

浴足是常用的中医外治法之一，对包括失眠在内的许多慢性疾病都有较好的辅助调理功效。足底有许多和内脏相关的反射区，故又被称为"第二大脑"。浴足的同时配合按压耳穴、劳宫穴以及干梳头等动作，效果更佳。

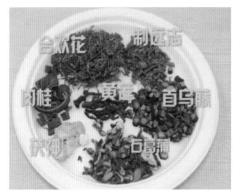

浴足药材

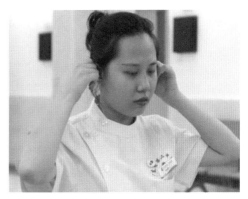

按压耳穴

4. 香薰疗法

香薰疗法是芳香疗法的一种，有助放松大脑神经，加速入眠。目前用得较多的是檀香精油配伍薰衣草精油或者柠檬精油配伍玫瑰花精油。在洁净容器中放入少许香薰基底液，滴入 10 滴香薰精油后再放入挥发棒搅拌，将容器放于床头柜，有很好的安神功效。

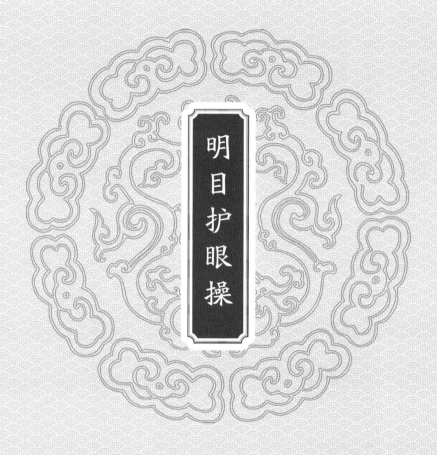

明目护眼操

一、近视的流行病学情况

常言道，眼睛是心灵的窗户，但我国的近视发病率令人担忧。据统计，中学生的近视率达75%以上，其中近10%的人群近视度数超过600°，高度近视日后容易出现青光眼、黄斑病变、视网膜脱离等并发症，所以保护好视力，避免近视进一步加深，对于提高生活质量很有意义。

很多人对近视治疗的认知仍有一定的误区，例如有的人觉得做了近视手术或者用了治疗仪，近视的度数就会降低，这是不正确的观点。近视的产生是由于长期不良刺激造成眼轴拉长，外界成像无法聚焦在视网膜。拉长的眼轴不可能变短，正如长大的孩子不能变小一样，所以真性近视一旦产生度数就不可能消失。我们只能通过有效的方法延缓或阻止度数的进一步加深。

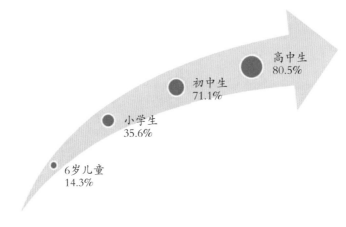

我国中小学生的近视发病率

我国中小学生的近视发病率统计数据显示，小学—初中阶段是近视发生率增长最快速的时刻。这时期的学生处于生长发育旺盛阶段，自控力相对较弱，应予足够的科普教育以及对应的防治近视措施。如果把握好这个防治时机，将会大大降低我国的近视发病率。

二、近视的治疗现状

近视治疗简介

名称	治疗原理及特点	适用人群	副作用
角膜塑形镜（简称 OK 镜）	通过改变角膜几何形态从而改变其屈光力，使光线可以重新聚焦在视网膜上，有晚上戴镜、白天取镜的特点	儿童近视度数增长较快、近视而不适宜白天戴镜	可引发角膜上皮脱落，严重者可诱发角膜感染
准分子激光手术（简称飞秒激光术）	用电脑精确控制的准分子激光光束对角膜进行切割，重塑角膜弯曲度，使光线能够聚焦于视网膜上	18 周岁以上的高度近视成年人适合	可出现角膜上皮浑浊、医源性散光、医源性角膜穿透等并发症
新一代人工晶体植入术（ICL 术）	将人工晶体置放在自身晶体前区，相当于通过添加晶体起到矫正视力的目的。无须去除或破坏角膜组织，可根据患者视力变化情况随时取出进行更换	18 ~ 50 岁，近视度数稳定	并发症相对较低，常见的有角膜感染等

三、明目护眼操的创制思路及动作详解

中医认为肝开窍于目，并且有"睛宜常运，运之常清"这样的说法。我们结合中医学有关耳穴和脏腑经络理论，创制了这套明目护眼操，对于治疗假性近视、缓解眼肌疲劳很有帮助，长期坚持，可以防止近视进一步加深。

预备式 **洗手并剪指甲**

面部皮脂腺比较丰富，手上有细菌容易导致面部感染，所以做操之前一定要剪干净指甲，洗干净手。

第一式 揉耳转目

双手捏住耳郭中间，有节奏地向外拉伸并捏按，同时双眼分别向左右侧望，共计做 36 次；然后捏住耳垂，有节奏地捏按 36 次，双眼分别沿顺、逆时针转动 36 次。耳郭中间内侧是肝、肾的反射区，中医认为肝开窍于目，健肝可以明目，而向左右望有利于松解内外直肌，避免眼轴进一步变长。耳垂正中是眼穴反射区，用力捏按并顺、逆时针转目，有助于松解眼球周围的其他几条肌肉。

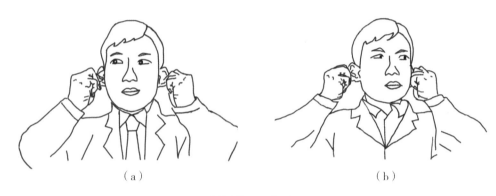

（a）　　　　　　　　　　（b）

揉耳转目示意图

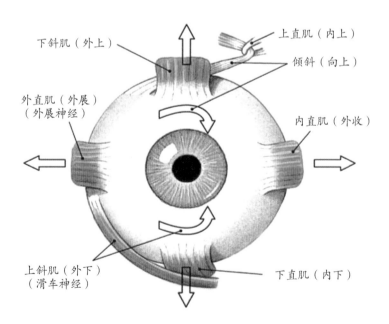

下斜肌（外上）　上直肌（内上）
倾斜（向上）
外直肌（外展）（外展神经）
内直肌（外收）
上斜肌（外下）（滑车神经）
下直肌（内下）

眼球周围的六条肌肉及对应作用示意图

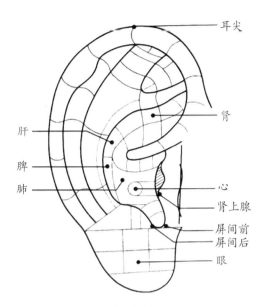

揉捏耳朵时重点刺激的部位

第二式 击掌瞪目

两手掌对握，左手拇指搭住右手食指末节，空心击掌并用力握指，在击掌同时用力闭目，两手松开时用力睁眼，有节奏地做 36 次。两手掌对握碰撞可以刺激拇指内侧的明眼穴和食指末节的三间穴，经常点按有一定的预防青光眼的作用；用力睁闭眼有助锻炼眼周的眼轮匝肌和提上睑肌，并可按摩眼球表面，有利于消除眼部疲劳，缓解眼睛干涩或长时间视物后的涩痛感。

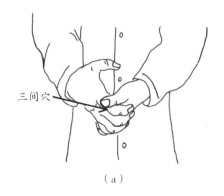

（a）

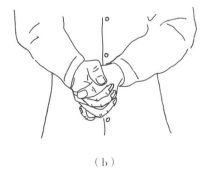

（b）

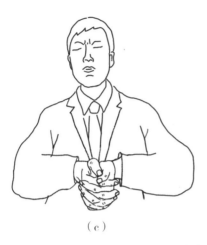

（c）

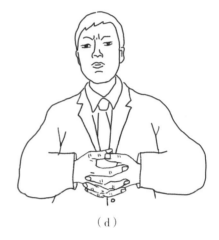

（d）

击掌瞪目示意图

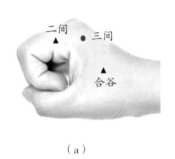

（a）

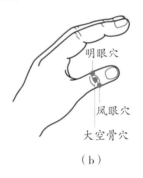

（b）

相关穴位示意图

相关的穴位注释

穴位名称	位置	临床作用
三间	手背部，第二掌指关节桡侧近端凹陷处	手阳明大肠经上的腧穴，有泻热通腑的作用，对目痛、咽痛、鼻出血等病症都有作用
明目	拇指第一指节桡侧端	属经外奇穴之一，有助缓解眼部疲劳

第三式　搓掌擦目

　　双手掌对搓发热，掌心向自己，两手中指、无名指相对，盖住眼睛，自内向外稍用力擦眼，擦至眼角时眼睛自然张开，再次擦眼时闭目，共计做 36 次。手指擦目又名干洗眼，有助改善局部血液循环，消除黑眼圈，防止眼袋形成。

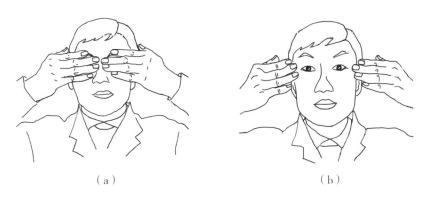

（a）　　　　　　　　　　　　　　（b）

搓掌擦目示意图

第四式 **点穴松目**

双手中指放目内眦睛明穴，揉按 36 次，然后双手食指、中指、无名指并拢，由前往后推按，每隔 2cm 在原处点按 10 次，直到后枕凹陷处的风府穴，然后两手放在两侧的风池穴揉按 36 次，同时闭目顺时针内转。睛明穴是护眼明目的要穴，从睛明穴往上推按，是督脉的循行路线，分别有神庭、上星、百会、后顶等穴位，揉按这些穴位，有助提升阳气，而揉按风池穴则可以祛风散寒，改善大脑血供。

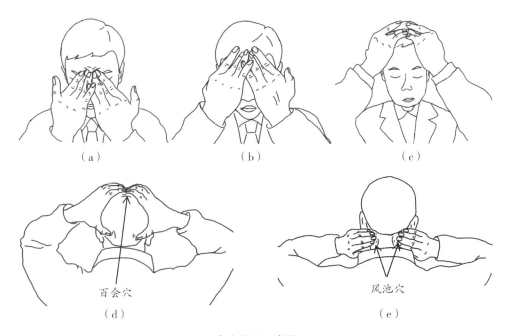

（a）　　　　　　　　　（b）　　　　　　　　　（c）

百会穴

（d）

风池穴

（e）

点穴松目示意图

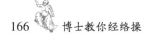

相关的穴位注释

穴位名称	位置	临床作用
睛明	目内眦的凹陷处，左右各一	手足太阳经、阴阳跷脉的交会点，有明目通络的作用，对防治近视、白内障等都有一定的功效

结束式

做操结束后双手搓热，捂住双眼，然后双眼顺时针转圈 10 次，睁开眼睛后远眺 5~10 分钟，有助放松睫状肌，缓解眼部压力，防治假性近视。

四、明目护眼操练习的注意事项

1. 贵在坚持

明目护眼操简单易行，每次约 5 分钟即可。重点是贵在坚持，建议每天至少练习两次，特别是做作业、看书后以及夜间睡前做一遍，对于保护视力很有帮助。

2. 做好清洁工作

做操前一定要认真洗净双手，剪去指甲，以免皮肤感染。

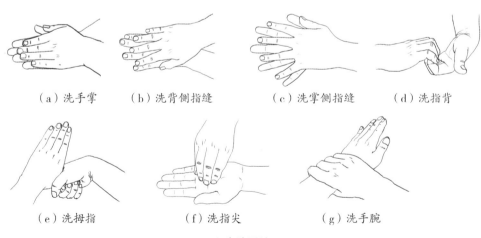

（a）洗手掌　　（b）洗背侧指缝　　（c）洗掌侧指缝　　（d）洗指背

（e）洗拇指　　　　（f）洗指尖　　　　（g）洗手腕

七步洗手法

3. 每天坚持适当的户外运动

研究表明，每天坚持户外运动，特别是在阳光下的有氧运动，如花式跳绳、慢跑、快步走、踢毽子、打乒乓球、柔力球等运动，对于促进多巴胺分泌、放松睫状肌很有帮助。若能每天坚持户外运动 1 小时半年以上，近视的发生率会下降 5% 以上。

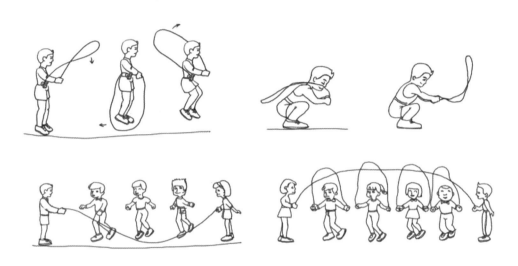

跳绳

五、护眼妙招

1. 注意用眼卫生

这是一个老生常谈的问题，但又是非常关键的一点，良好的用眼习惯才是保护视力最好和最基本的方法。具体就是保证读写环境光线充足，读写时坚持做到"三个一"，也就是胸口离桌一个拳头，眼睛离开书本一尺，手握笔离笔尖至少一寸。此外，每次看书、写字、看电脑不超过 1 小时，看手机不超过半小时等。特别是时下很多人都有刷微信的习惯，因为手机的屏幕较小，而且光度较为集中，一定要注意切忌摸黑看手机，否则不仅容易导致视力疲劳，更容易因为强光刺激导致眼底黄斑部位的细胞变性，久而久之极易出现视力下降、视物变形等问题。

2. 中药熏眼

桑叶、菊花、决明子、密蒙花等中药材有很好的清肝明目功效，按照 1 : 1

的比例相配后熏蒸眼睛，能有效缓解视疲劳，特别对于青少年而言，更有助改善假性近视。

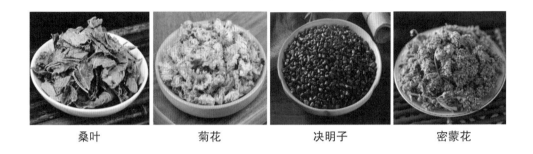

桑叶　　　　　菊花　　　　　决明子　　　　　密蒙花

3. 耳穴压豆

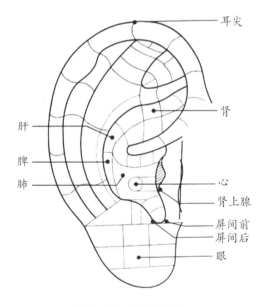

耳穴对应身体部位图

耳穴治疗青少年假性近视的效果较为显著，主要取耳垂的眼投影点以及屏间前、屏间后作为基本治疗点，再结合辨证加减，如为肝肾亏虚，则加贴肝、肾两个点，如为气虚证，则加贴心、脾两个点。一般每三天更换一次，坚持 1~2 个月，可收到一定的功效。

4. 食疗调补

新鲜蔬菜，特别是富含胡萝卜素、叶黄素、B 族维生素的蔬菜如菠菜、胡萝卜、玉米等，有助延缓视网膜上皮细胞萎缩，相反甜食在代谢过程中会消耗体内 B 族维生素，不利于视力的保养，因此应尽量少吃甜食。

（1）常见明目食材：

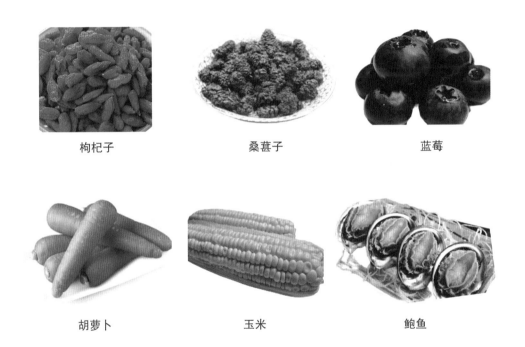

枸杞子   桑葚子   蓝莓

胡萝卜   玉米   鲍鱼

常见明目食材简介

名称	食材特点	其他类似食材
枸杞子	富含胡萝卜素及多种微量元素，能很好地平补肝肾	楮实子、女贞子、决明子、枸杞叶等
蓝莓	富含花青素和多种维生素，能促进视网膜细胞中视紫质的再生成，可改善视力	桑葚子、黑枸杞、蔓越莓、黑莓等
胡萝卜	富含维生素 A，有助防治干眼症	菠菜、红色或黄色彩椒、西兰花等
玉米	富含 B 族维生素以及叶黄素，有很好的抗氧化作用，有助防治白内障	核桃、鸡蛋、红薯、芹菜、菠菜等

（续上表）

名称	食材特点	其他类似食材
鲍鱼	富含微量元素以及 DHA，有清肝明目的作用，有助防治老年性白内障	牡蛎（生蚝）、鱿鱼、象拔蚌、深海鱼等，特别是生蚝和鱿鱼富含牛磺酸，也是很好的护眼食材

（2）食疗方举例：

① 双桑明目茶。

【材料】桑叶 3 克，桑葚子 10 克，枸杞子 10 克，冰糖适量。

【做法】将上述材料洗净，锅内加水 500 毫升，按照个人口味融化冰糖后放入材料，小火同煮 10 分钟后熄火，放凉片刻即可饮用。

【功效】桑葚子—枸杞子是养血明目的常用药对。现代研究表明，该药对有显著的抗氧化、抗辐射功效，对于延缓白内障有一定的功效，较适合白领人士使用。

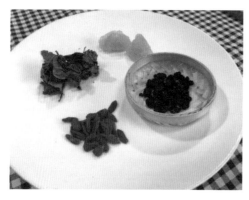 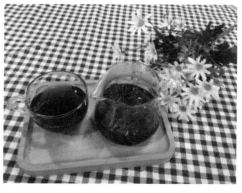

（a）　　　　　　　　　　　　　（b）

双桑明目茶

② 天冬麦冬沙参土鸡炖鲍鱼。

【材料】天冬 10 克，麦冬 10 克，沙参 20 克，干鲍鱼 6 只，鸡肉 500 克，生姜 3 片。

【做法】鸡肉洗净后切成小块备用，上述材料洗净后一同放入炖盅，加水

1000 毫升，隔水蒸炖 2 小时后下盐调味即可饮用。

【功效】鲍鱼有很好的明目养血功效，是自古以来防治白内障的经典食材，和沙参、天冬、麦冬相配，平补肝肾，滋阴生津，对视物模糊、迎风流泪等症状均有一定的辅助治疗功效。

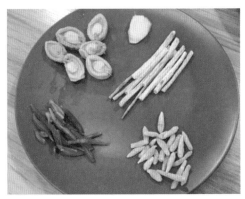

（a）

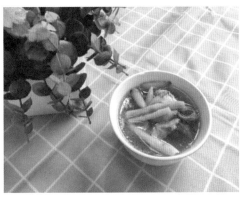

（b）

天冬麦冬沙参土鸡炖鲍鱼

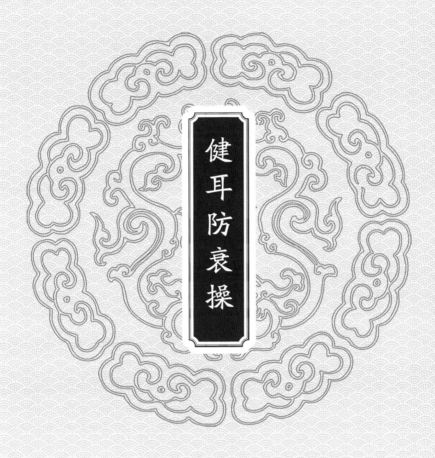

健耳防衰操

一、老人听力下降的流行病学情况

听力下降、耳鸣是老年人的常见健康问题之一。据《中国听力健康报告（2021）》显示，我国目前 70 岁以上的中老年人中，听力缺失的发病率已达 39.23%，以男性患者居多。随着年纪的增大以及心脑疾病、糖尿病发病率的增高，听力缺失的发病率会进一步提高，其原因与老年机能衰退、神经细胞萎缩、局部血液循环不良等有关。听力下降不仅会导致生活质量下降，还容易合并出现阿尔茨海默病等疾病，因此探索有效的防止听力下降的方法对于提高老年人生活质量很有意义。

二、老人听力下降的治疗现状

听力下降治疗方法简介

治疗方法	名称	作用机理	备注
非手术治疗	前列地尔、倍他司汀	通过扩张局部毛细血管，改善微循环从而起到治疗效果	有一定的疗效，但因人而异
	中医药治疗	针刺、艾灸、耳穴压豆等外治方法，配合右归丸、耳聋左慈丸等中成药的辨证使用	现代研究表明，中医药的积极介入对于改善听力下降有一定的辅助治疗作用
	高压氧治疗	高压氧有助改善微循环，增加氧供，从而改善听力	有一定的疗效，但因人而异
	佩戴人工助听器	助听器相当于一个大喇叭，可以把声音放大，从而恢复部分听力	适用于存在轻中度听力缺损的患者
手术治疗	人工耳蜗植入术	将言语转换成为电信号，通过电刺激听觉神经，然后传到听觉中枢，让患者重新回到有听力的正常环境中	适用于重度听力缺损的患者

三、健耳防衰操的创制思路及动作详解

《灵枢经》等名著就有"肾气通于耳，肾和则耳能闻五音矣"以及"十二经脉，三百六十五络，其血气皆上于面而走空窍。其精阳气上走于目而为睛，其别气走于耳而为听"的记载。因此，按摩耳朵不仅有助改善听力，更可实现简单易行的全身保健，近年来流行的耳穴压豆疗法就充分说明了这一点。我们根据中医的藏象、经络理论以及近年来西医的研究成果，创制了这套健耳防衰操，经常练习，对于预防听力下降、防治耳鸣有一定功效，并且对内脏保健也有一定的帮助。

预备式

两手洗净，特别是剪干净指甲。健耳防衰操有不少动作是按摩耳郭、耳周的穴位，洗干净手有助减少局部皮肤的感染概率。

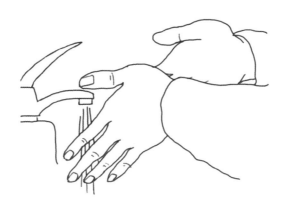

准备动作示意图

第一式 揉捏耳郭

双手拇指、食指自耳尖开始有节奏地往下按压，耳上部、中部、下部、耳垂四个部位各捏压 5 次，然后拉捏耳垂 30 次。中医认为全身脏器都在耳部有对应的投映区，清代《厘正按摩要术》就指出"耳珠属肾，耳轮属脾，耳上轮属心，耳皮肉属肺，耳背玉楼属肝"，通过全耳按摩，可以达到疏经通络、调理脏腑等功效。由于耳垂属肾，肾开窍于耳，因此多揉捏耳垂，有助调理肾脏，进而改善听力。

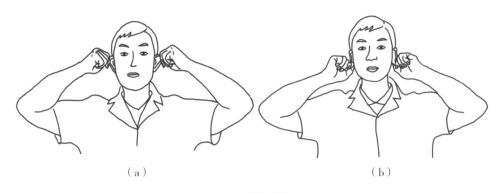

（a）　　　　　　　　　　（b）

揉捏耳郭示意图

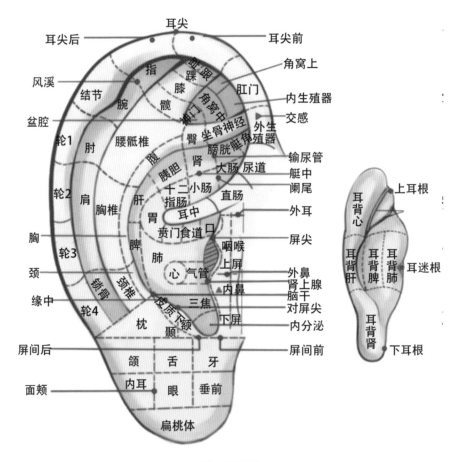

耳穴示意图

注：现代耳穴家认为，耳郭部分对应脊柱，从上到下对应腰椎、胸椎、颈椎的投映点，捏按耳郭，相当于进行全脊柱的调理。

第二式 揉按耳前

拇指放在耳垂后面凹陷处的翳风穴，其余四指放在耳前，自上而下按摩耳前，同时拇指按压翳风穴，共计做36次。耳前分布着听宫、听会等穴位。听宫、听会、翳风是耳部保健三大要穴，刺激这些穴位并配合手指揉按耳前、开闭耳孔，非常有助促进局部血液循环和疏通肝气，而且按摩耳前的温热感觉有助赶走疲乏感。

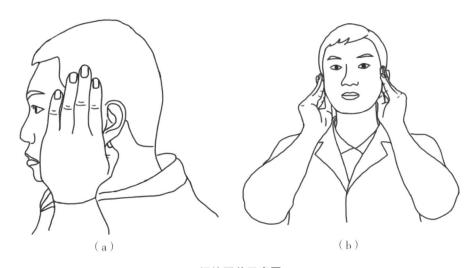

（a）　　　　　　　　　　　（b）

揉按耳前示意图

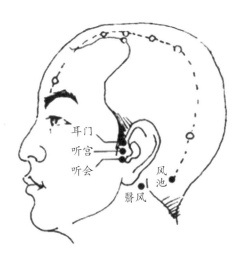

耳部穴位示意图

相关的穴位注释

穴位名称	位置	临床作用
听宫	耳屏正中与下颌骨髁突之间的凹陷中	手足太阳经的交会点，有开窍宁神的作用，主治耳鸣、耳聋、言语不利、癫狂等病症
听会	耳屏切迹的前方，下颌骨髁突后方（听宫穴下方张口凹陷处）	足少阳胆经穴位，能开窍通耳，主治耳鸣、听力下降、中耳炎、面瘫、腮腺炎等病症
翳风	耳垂根部后方的凹陷处	手足少阳经的交会穴，能益气补阳，主治耳鸣、听力下降、言语困难等病症

第三式　击鸣天鼓

两手放于耳后，双手掌心捂住耳朵，先将食指压在中指上，食指滑下弹拨后脑 30 下。敲击之后，两拇指自下而上揉擦后项 30 次，然后保持掌心按住外耳道，手指紧按脑后枕骨略停 3～5 秒，左右手同时快速离开，这时会产生如同"轰隆隆"的声音，古称其为"击鸣天鼓"。这个是自古流传下来的健耳法之一，内耳的供血主要来源于颈后的基底动脉以及小脑下前动脉，"击鸣天鼓"刺激的部位正好就是基底动脉、小脑下前动脉对应的位置，因此这个动作有助改善内耳血供。

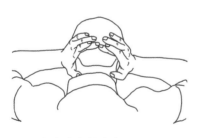
（a）食指搭在中指上

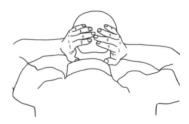
（b）食指自中指滑落敲击后脑勺

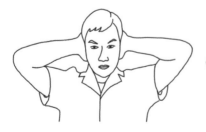
（c）双手掌捂紧双耳，紧按后脑3～5秒

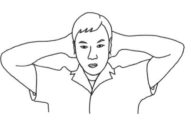
（d）双手突然松开

击鸣天鼓示意图

第四式 **折耳提拉**

食指放在耳上方转折处，拇指放在耳郭中上 1/3 附近，对折耳尖后用力向外提拉，共计做 36 次。耳尖是经外奇穴之一，有清热祛风、解痉止痛的功效，针刺耳尖有助清解肝经郁火，可治疗目赤肿痛、急性结膜炎、角膜炎、偏正头痛等病症。除此之外，提拉耳尖还有很好的提神醒脑、增强记忆力等功效，对于脑力劳动者、学生、教师等都是比较简单易行的保健方法。

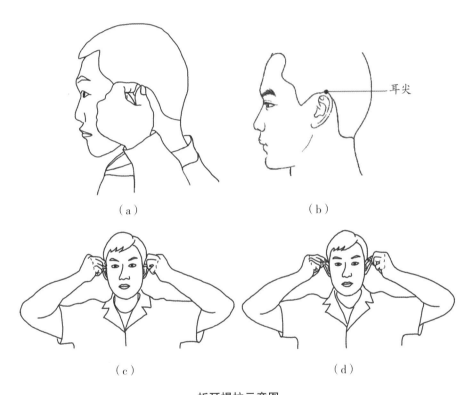

（a）　　　　　　　　　　（b）

（c）　　　　　　　　　　（d）

折耳提拉示意图

第五式 **捉捏百会**

两手拇指放耳甲腔内，其余四指指尖相对，放头顶的百会穴附近，揉按耳甲腔的同时向两侧捉捏百会穴的头皮，共计做 36 次。耳甲腔分布着循环系统、呼吸系统等脏器的对应点，百会穴是人体的保健要穴，揉按耳甲腔的同时捉捏百会穴，有很好的升提、疏散内风、调和心肺脏器等作用，对于慢性耳鸣症状有一定的缓解作用。

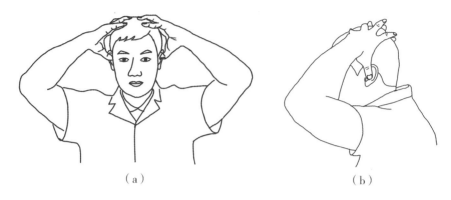

（a）　　　　　　　　　　　（b）

捉捏百会示意图

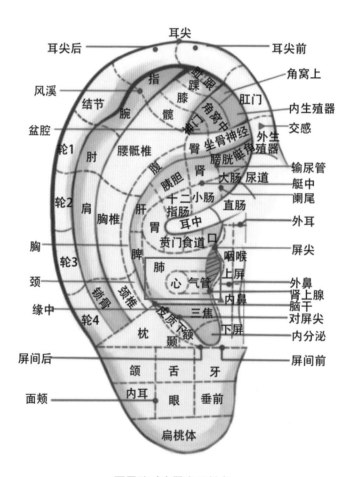

耳甲腔对应器官反射点

注：蓝色线框内的区域就是耳甲腔，分布着心、肺、气管等脏器对应的反射点。

结束式 **点按中渚穴**

右手食指放在左手掌部第四、五掌骨间凹陷处，拇指放在对应的手背位置，用力捏按 36 次。中渚穴是手少阳三焦经的常用腧穴之一，有清热疏风、活血舒筋的作用。三焦经是十二经脉中直接入耳的经脉，揉按三焦经上如中渚穴等特定的穴位，对缓解耳鸣、耳聋等症状较为有效。

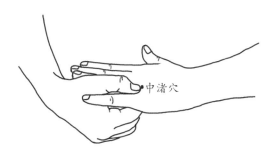

点按中渚穴示意图

相关的穴位注释

穴位名称	位置	临床作用
中渚	手背部第四、五掌骨间凹陷处	清热疏风、活血舒筋，主治头痛、结膜炎、耳鸣、耳聋等五官疾病以及肩周炎等疾病

四、健耳防衰操练习的注意事项

1. 持之以恒

内耳的毛细血管细长而弯曲，特别是对于有糖尿病、高血压、高脂血症的患者，容易出现局部血管硬化，因此练习时一定要坚持 1 年以上才能逐渐起到改善血供的效果，建议每天早晚各练习一次，每次 5 分钟以上。

2. 建议清晨练习

清晨阳气处于升发阶段，和健耳防衰操的练习宗旨"升阳通脉"一致，因此坚持清晨练习，将会事半功倍。

3. 注意手部卫生

健耳防衰操中好几个动作都是触摸面部或耳朵的动作，因此练习时务必洗净双手，以免细菌感染。

五、有关健耳的其他小妙招

1. 积极控制血压、血糖、血脂

高血压合并糖尿病或者高脂血症将会显著加速动脉硬化的进程，导致内耳循环欠佳，直接影响上皮细胞的自我修复。因此积极调控血压对于保护听力十分重要。有高血压或糖尿病的中老年患者经常食用如芹菜、韭菜、洋葱、黑木耳等食材有助保护听力。

2. 规律作息，适当运动

充分休息结合适当的有氧运动对改善内耳血液循环和器官的自我修复都十分重要，长期熬夜不仅会透支精力，更会加速内耳上皮细胞凋亡。

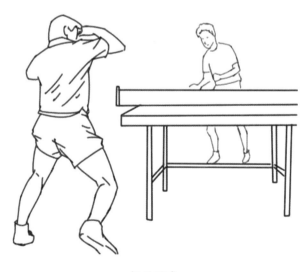

打乒乓球

3. 避免损耳行为

（1）长时间佩戴耳机。

长时间的高分贝音量，会对耳蜗中的毛细胞产生不可逆的损伤，使人出现耳鸣、听力下降等表现。因此世界卫生组织对耳机的使用提出了"60—60—60"原则，也就是每天戴耳机的时间不超过 60 分钟，设备的音量不要超过最大音量的60%，戴耳机时外界声音最好不超过 60 分贝。戴耳机超过 30 分钟，中途要摘机休息 5～10 分钟。

（2）自行用棉棒等挖耳。

耵聍对外耳道皮肤有保护作用，可防止外耳道皮肤干燥，过多的耵聍在咀嚼、讲话时会自行掉出，因此耵聍对人体无害。经常自行用小棉棒挖耳，会破坏外耳道上皮微环境，容易感染导致慢性中耳炎，时间一长会造成听力下降，因此一定要戒除挖耳等不良行为。

（3）长期在噪声环境中工作。

超过 80 分贝的声音会让人有吵闹感，持续在超过 100 分贝的声音环境如电锯声、爆破场等中工作超过 1 年，40% 的人有不同程度的听力损伤，超过 3 年，100% 的人会有听力损伤。若在 150 分贝以上的噪声环境中工作 1 周以上，噪声性耳聋的发生率将达 70% 以上。所以一定要远离噪声环境，爱护耳朵。

（4）使用耳毒性药物。

据统计，有耳毒性的药物不下 60 种，常见的如下表所示：

常见耳毒性药物

种类	药物名称	强度
抗生素类	氨基糖苷类：庆大霉素、卡那霉素、链霉素等	＋＋＋
	其他：两性霉素 B、多黏菌素、左氧氟沙星等	＋
抗疟药	奎宁、氯喹	＋＋
抗生素类	铂类药物：顺铂、卡铂	＋＋
	长春新碱、氮芥、环磷酰胺、甲氨蝶呤等	＋＋
利尿药	氢氯噻嗪、呋塞米、依他尼酸等	＋＋
非甾体类消炎药	大剂量阿司匹林以及保泰松、吲哚美辛等	＋＋
中药材	乌头碱类中药，如附子、川乌等；含重金属的中药及中成药，如朱砂（含有汞和铅）、雄黄及狗皮膏（含有铅）	＋

特别是中老年人以及儿童，内耳上皮细胞都比较敏感，对于上述耳毒性药物，一定要谨慎使用。

（5）错误的擤鼻涕方式。

鼻咽管是连接鼻腔和中耳的管道，在急性鼻炎等鼻腔分泌物增多的时候，鼻涕可能会随着鼻咽管进入中耳，继而诱发中耳炎。因此当有鼻涕时，应单侧交替地擤，用手堵住一个鼻孔，擤出另一个鼻腔的鼻涕。切勿同时捏闭双鼻孔擤鼻。

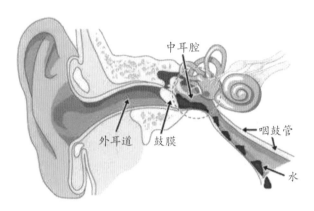

鼻咽管示意图

4. 适当的食疗调理

（1）以下食材有助保护听力：

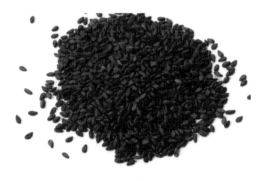

黑芝麻

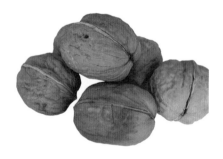

核桃

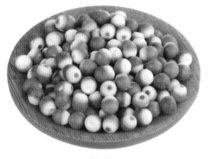

芡实

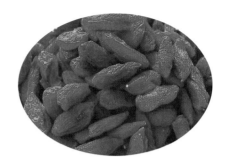

枸杞子

食材功用介绍

名称	食材功效	适用人群
黑芝麻	养血益精，润肠通便	耳鸣便秘、须发早白、脱发人士
核桃	补肾益精，温肺定喘	耳鸣气短、腰脚及小便不利
芡实	固肾涩精，补脾止泻	耳鸣腹泻、小便淋漓不尽
枸杞子	滋肾明目，润肺生津	用眼过度、脑力劳动者，容易有耳鸣、眼花、眼干涩症状

（2）常用食疗方。

① 菟丝子核桃芡实炖猪尾骨。

【材料】菟丝子 5 克，核桃 20 克，芡实 10 克，生姜 3 片，猪尾骨 500 克。

【做法】猪尾骨斩件后洗净，加水 500 毫升，上述材料一起放入炖盅，盖上炖盅盖，隔水蒸炖 1.5 小时后下盐调味即可饮用。

【功效】壮腰健肾。

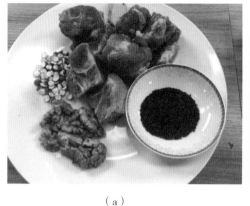 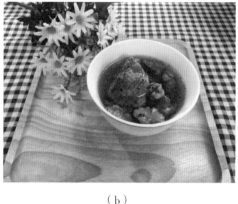

（a）　　　　　　　　　　　　　　　（b）

菟丝子核桃芡实炖猪尾骨

② 鸡血藤大枣淮山炖白鸽。

【材料】鸡血藤 10 克，大枣 10 克，淮山 30 克，枸杞子 10 克，白鸽 1 只。

【做法】白鸽去内脏，洗净后先用盐腌制片刻，放入鸡血藤、大枣、淮山、枸杞子，加水 500 毫升，盖上炖盅盖，隔水蒸炖 2 小时后下盐调味即可饮用。

【功效】养血舒筋，活血通脉。枸杞子和淮山是补肾的常用药对，配合鸡血藤或三七一起炖鸡肉、白鸽肉等，有很好的扶正活血功效，有助改善心脑以及眼、耳等重要脏器的血供。

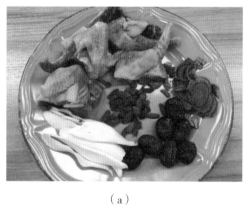 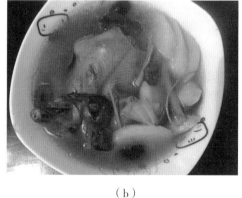

（a）　　　　　　　　　　　　　　　（b）

鸡血藤大枣淮山炖白鸽

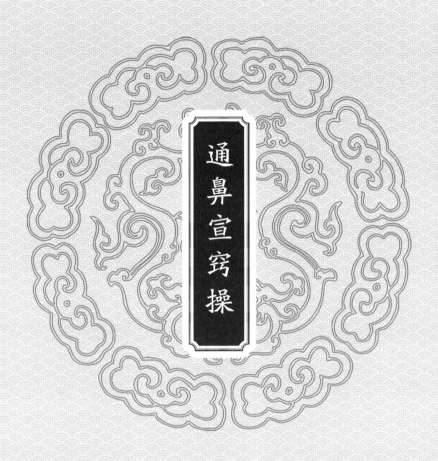

通鼻宣窍操

一、过敏性鼻炎的流行病学情况

　　过敏性鼻炎是临床的常见病、多发病之一，尤其是冬春转季更容易发作。据统计，国内成人过敏性鼻炎的发病率达 15.76%，而儿童的发病率波动较大，在 7.6% ~ 34.3%。不同地区的过敏原也有所不同，华南地区致敏原以屋尘螨为主，而西北地区的主要致敏原为艾蒿、豚草和蒲公英花粉等。人们或许觉得，小小的过敏性鼻炎只是偶尔打喷嚏、鼻子发痒而已，对人体并没有太大影响。这其实是不正确的观点，研究表明，经久不愈的过敏性鼻炎容易导致气道反应性增高，很容易合并支气管哮喘、过敏性皮炎等问题，而且鼻过敏患者感冒病程也会较正常人延长，所以过敏性鼻炎问题还是要得到重视。

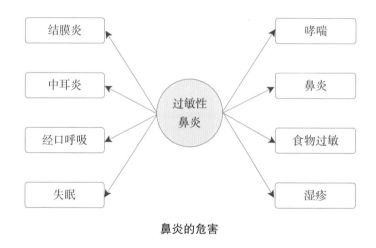

鼻炎的危害

二、过敏性鼻炎的治疗现状

过敏性鼻炎治疗方法简介

治疗方法	名称	作用机理	备注
药物治疗	布地奈德鼻喷雾剂	常用的表面激素，可阻断过敏炎症反应	长期使用会有口腔继发真菌感染的可能

（续上表）

治疗方法	名称	作用机理	备注
药物治疗	氯雷他定片、阿司咪唑胶囊	组胺受体拮抗剂	会有一定程度的疲倦症状
	孟鲁司特钠片	白三烯受体拮抗剂	会有一定程度的疲倦症状
	粉尘螨滴剂	对粉尘螨过敏的患者产生特异性的阻断抗体和免疫耐受	仅对粉尘螨过敏者比较合适
手术治疗	翼管神经切断术	切断神经传入，从而降低鼻黏膜的敏感性，缓解过敏引起的喷嚏、鼻痒症状	有一定的手术风险

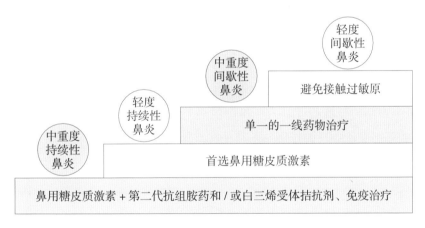

各类型鼻炎及其治疗方式

三、通鼻宣窍操的创制思路及动作详解

中医有"肺主气，开窍于鼻，肺气得宣则鼻窍得通"以及"风为百病之长，易袭阳位"等理论，我们结合相应的脏腑经络理论和现代医学的最新研究，创制了这套通鼻宣窍操，长期坚持练习，有助改善鼻敏感情况，并且可以增强呼吸道抵抗力。

预备式 **洗手并剪指甲**

面部皮脂腺比较丰富，尤其是从两边口角到鼻根的区域又称为危险三角区，一旦有局部皮肤感染容易蔓延入脑，所以做操之前一定要剪干净指甲，洗干净双手。

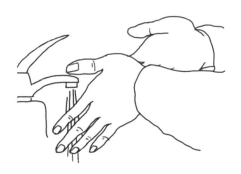

预备动作示意图

第一式 **按鼻翼，推鼻侧**

两手食指、中指并拢，放在鼻根两旁，揉按 10 次，然后沿着鼻旁向上推擦，至眉心之间的印堂穴揉按 10 次，然后沿着头部两侧太阳穴向下回到迎香穴，往复做 20 个来回。鼻翼的迎香穴、鼻旁的鼻通穴以及眉心的印堂穴有通利鼻窍、改善鼻腔局部血液循环的作用，尤其是在感冒时多点按这几个穴位，可以有效缓解鼻塞症状。

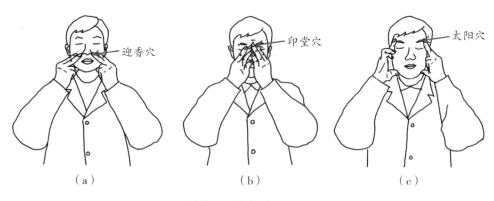

（a）　　　　　　　　（b）　　　　　　　　（c）

按鼻翼，推鼻侧示意图

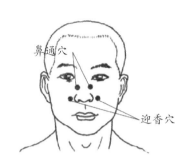

相关穴位示意图

相关的穴位注释

穴位名称	定位	临床作用
迎香	鼻翼两旁凹陷处	疏风散热、通利鼻窍，对急、慢性鼻炎，面神经瘫痪都有一定的辅助调理功效
鼻通	位于面鼻部，眼内眦下 0.5 寸	经外奇穴，对急、慢性鼻炎，鼻塞流涕，鼻息肉等病症都有一定的辅助调理功效
太阳	眉梢处后一横指凹陷处	经外奇穴，有清热祛风、止痛舒络的功效，对偏头痛、面瘫、风热感冒、结膜炎等病症都有一定的辅助调理功效

第二式 揉印堂，通天门

　　双手拇指放在下关穴附近，食指、中指、无名指并拢，以眉心的印堂穴为中心依次排开，揉按 5 次后向上推至上星穴，并在上星穴处同样揉按 5 次，共计 20 个来回。印堂穴属经外奇穴，经常按摩，可增强鼻黏膜上皮细胞的活力，并能刺激嗅觉细胞，使嗅觉变灵敏；而上星穴是督脉的穴位之一，有升清降浊的功效，对鼻炎、鼻窦炎引起的头痛、鼻塞流涕等症状均有一定的辅助治疗功效。

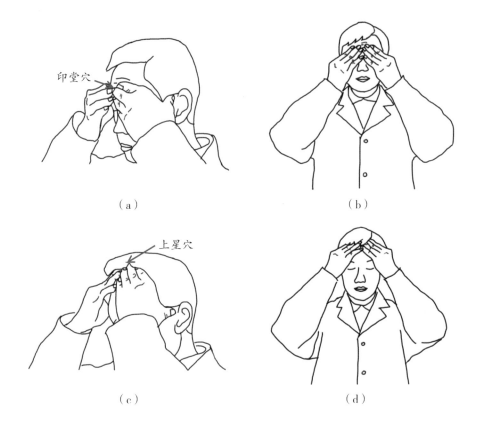

揉印堂，通天门示意图

相关的穴位注释

穴位名称	位置	临床作用
印堂	眉心正中处（两眉头连线的中点）	经外奇穴之一，有明目通鼻、疏风清热的作用，并对急性腰扭伤有一定的辅助治疗作用
上星	前发际之上一横指	督脉上的穴位，有提神醒脑、祛风通窍的作用，对风邪侵袭导致的头痛、头晕、鼻塞症状疗效较佳

第三式 摇巅峰，疏邪风

两手掌中指对着耳尖，向上放在头顶中点，和无名指、小指并拢，依次放在头顶中线上，拇指放在枕后两侧凹陷处，有节奏地前后摇振，共计做 36 次。两耳尖连线的中点为百会穴，无名指和食指所对应的是前后神聪，拇指所对应的就是风池穴，用力揉按这些穴位，有升阳散寒、祛风活血、提神醒脑的功效，长期坚持做，有助去除头面部风邪，化解鼻炎的常见致病因子。

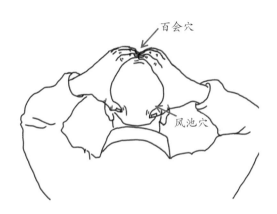

摇巅峰，疏邪风示意图

第四式 **搓后项，通督脉**

两手掌对搓至发热，指尖相对，放于后项，由后往前摩擦 36 次。枕正中凹陷处是风府穴，而颈骨最凸处叫大椎穴。这两处都是督脉上的穴位，也是和其他经脉的交会穴，揉按这些穴位，有助提升阳气、散寒祛风，提高呼吸道的免疫力。

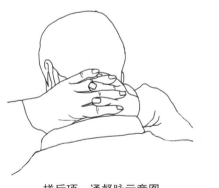

搓后项，通督脉示意图

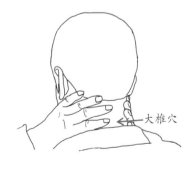

大椎穴示意图

相关的穴位注释

穴位名称	位置	临床作用
风府	后发际正中直上一横指的凹陷处	督脉上的穴位，清热散风、通关开窍。主治头痛、眩晕、鼻出血、咽喉肿痛等病症
大椎	第七颈椎棘突（低头后颈部凸起的骨头便是第七颈椎棘突）	督脉上的穴位，有升阳、扶正的作用，对风邪侵袭导致的头痛、头晕、鼻塞症状疗效较佳

四、通鼻宣窍操练习的注意事项

1. 注意练习环境

过敏性鼻炎患者对环境粉尘、温度变化比较敏感，因此做操时一定要选择通风好、气温适宜的地方，这样才能减少不良漂浮物的刺激，起到锻炼效果。

2. 持之以恒

练习通鼻宣窍操贵在坚持，只有坚持才能改善鼻黏膜的血液循环，从而降低敏感性。推荐每周练习 3 次以上，注意练习前务必洗净双手。

3. 注意颈部保暖

颈部受风容易导致风邪滞留足太阳膀胱经等经络，导致鼻炎缠绵难愈，因此做操前后一定要注意颈部的保暖工作。

五、防治过敏性鼻炎的小妙招

1. 冷热水交替洗鼻

每次做操结束后可以用冷热水交替洗鼻，每边鼻腔吸吐冷热水各 3 次，有助洗净鼻腔细菌，改善纤毛摆动，而且局部的冷热刺激有助脱敏。

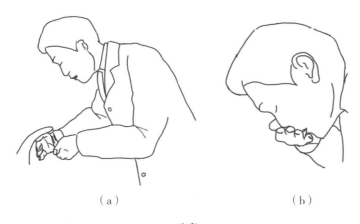

（a）　　　　　　　　（b）

洗鼻

2. 点按耳穴

睡前配合点按耳穴（内鼻点、外鼻点、肺点、肾上腺点、风溪点），力度适中地反复按压各穴点，找出最为胀痛的穴点用力多按几次。内鼻点、外鼻点可以通鼻宣窍；肺点能肃肺降气；肾上腺点具有肃肺降气以定喘的功效；风溪点为抗过敏的要穴。这些耳穴点共同协作，起到调节机体免疫功能、促进神经功能平衡、恢复机体机能的作用。

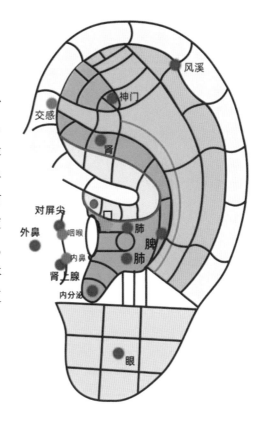

耳穴示意图

注：蓝色标注为内侧。

3. 食疗方

（1）辛夷花白芷葱白薄荷茶。

【材料】辛夷花 3 克，白芷 3 克，葱白 3 根，薄荷 3 克。

【做法】材料洗净，开水焗泡 10 分钟。

【功效】在鼻炎急性发作时饮用，有一定的通窍、止涕作用。

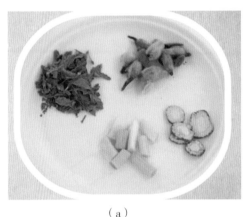 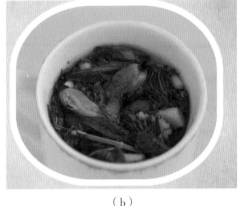

（a）　　　　　　　　　　　　　　　　　（b）

辛夷花白芷葱白薄荷茶

（2）辛夷花川芎炖猪鼻。

【材料】辛夷花 5 克，川芎 10 克，茯苓 20 克，猪鼻 1 个。

【做法】猪鼻洗净去毛，切成小块，炖盅内加水 200 毫升，将猪鼻、辛夷花、川芎、茯苓放入，隔水蒸炖 2 小时后即可饮用。

【功效】祛风通窍。猪鼻有以形补形的特点，该食疗方对慢性鼻炎、萎缩性鼻炎等都有一定的辅助调理功效。

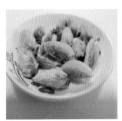 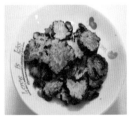 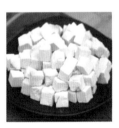 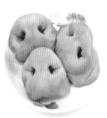

辛夷花　　　　　　　川芎　　　　　　　茯苓　　　　　　　猪鼻

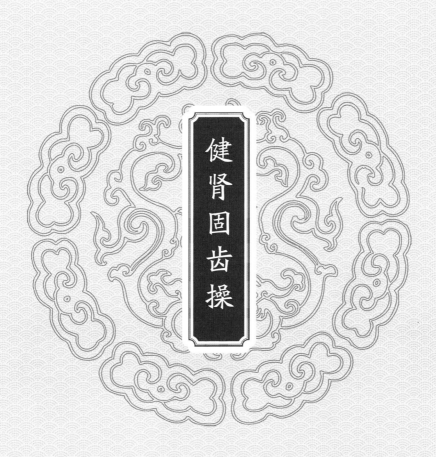

健肾固齿操

一、牙周疾病的流行病学情况

漂亮的牙齿不仅让人自信，而且还是健康的象征。但在现实生活中，能拥有一口健康牙齿的人可谓百里挑一。据不完全统计，我国龋齿、牙周炎的发生率在小学生中约为19.6%，中学生约为24%，而到了成年人，这一发病比例超过了43%。可见随着年龄增长，牙周炎的发病率也在逐步提高。牙周炎、牙龈炎如得不到有效处理，很容易导致牙髓炎，最后不得不进行根管治疗术，导致牙齿过早失去了神经的滋养作用，容易松软、脱落。这就是70%的老年人都有不同程度的牙齿缺失问题的根本原因。进一步的流行病学调查研究发现，良好的口腔卫生习惯和牙周疾病的发生率成反比，当养成良好的口腔卫生习惯后，牙齿便有了一定程度的自洁功能，龋齿、牙龈出血的发生率便随之下降，如能配合适当的健齿运动，对坚固牙齿更加有帮助。

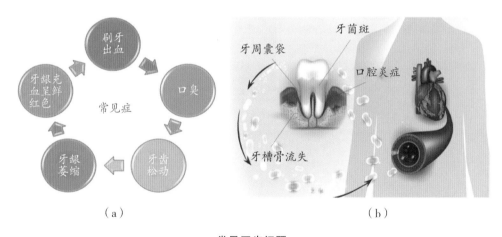

（a）　　　　　　　　　　　　　（b）

常见牙齿问题

现代研究表明，牙齿的健康状态与老年肺炎、心血管疾病、胃肠道疾病的患病率息息相关，因此日本科学家提出"人与牙齿同寿"的观点，并于20世纪90年代初期制订了一项名为"8020"健康目标计划，也就是让80岁以上的老年人都尽量保留20颗以上的牙齿。经过多年不懈努力，日本老人"8020"达标率高达50%以上，人均寿命也从20世纪的81.5岁延长至83.7岁，连续20年排名世界长寿国家首位，可见"人与牙齿同寿"是十分有道理的养生格言之一。

二、健肾固齿操的创制思路及动作详解

中医认为，肾主骨生髓，齿又为骨之余，因此牙齿健壮反过来有助于健肾，让人可以拥有持久而旺盛的生命力，因此关爱牙齿有很重要的养生意义。我们根据肾脏等经络的循行路线以及现代医学的研究理论，创制了这套健肾固齿操。经常练习，有助于改善牙周的血液循环，提高口腔的自洁功能。在练习期间会产生大量的唾液，研究表明，唾液不仅有杀菌清洁的功效，而且还有助坚固美白牙齿。古人称唾液为"金津玉液"，咽下唾液，有助滋填自身肾精。现代医学研究也表明，经常咽唾液对于帮助消化、调节自身免疫功能十分有帮助。

预备式 清洁双手

健肾固齿操有不少动作都是按摩面部的穴位，洗净双手，特别是剪干净指甲，有助减少局部皮肤的感染概率。

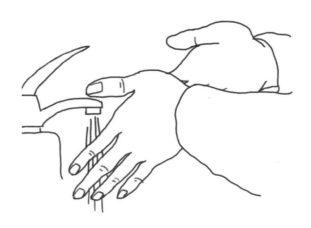

预备动作示意图

第一式 点按承浆

右手拇指放在下颌正中的承浆穴点按 36 次，然后左手拇指、食指放在承浆穴旁开 1 寸的夹承浆穴，有节奏地揉按 36 次。承浆穴是任脉和足阳明胃经的交会穴，足阳明胃经环绕口腔而出，和牙齿的健康息息相关。夹承浆穴是经外奇穴，有很好的通络止痛功效。揉按这两个穴位，相当于调用任脉气血滋养牙齿，

有助防治干槽症。

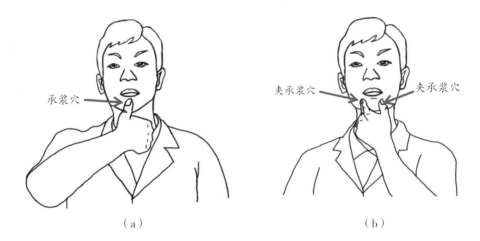

（a）　　　　　　　　　　　　　　　（b）

点按承浆示意图

相关的穴位注释

穴位名称	位置	临床作用
承浆	下唇正下方的正中凹陷处	任脉上的穴位，具有生津敛液、舒筋活络的功效，主治牙龈肿痛、口角流涎等病症
夹承浆	在承浆穴旁开1寸（约1拇指）的位置	经外奇穴之一，主治面神经麻痹、三叉神经痛、牙周炎、牙髓炎等病症

第二式　咬齿摸颊

　　两手指头搓热，两食指屈曲放在地仓穴，拇指放在耳垂前方。拇指自上而下进行揉按至两下颌骨的凹陷处，配合一松一放的咬牙运动，共计做 36 次。地仓穴是阳跷脉和阳明胃经的交会穴，耳垂前方至颞肌有颊车、大迎等穴位，这三个穴位是牙周炎止痛的常用穴位，经常点按，有助调动阳跷脉的气血滋养牙齿，并可清解口腔局部的胃火，减少牙周炎的发生率。

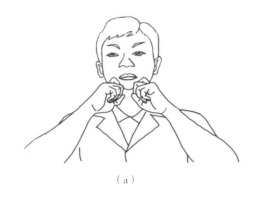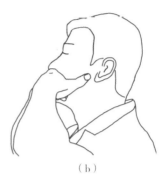

（a） （b）

咬齿摸颊示意图

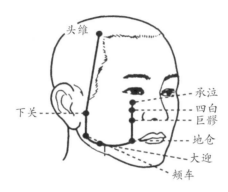

相关穴位示意图

相关的穴位注释

穴位名称	位置	临床作用
地仓	口角外侧与瞳孔正下方的交界点	舒筋活络，化瘀定经。主治面瘫、言语不利、眼皮不自主跳动等病症
颊车	在面颊部，下颌角前上方大约一横指处，于咀嚼时咬肌隆起前方的凹陷处	主治口歪、牙痛、颊肿、言语不利、下颌神经炎等病症，对癫狂证也有一定的辅助作用
大迎	下颌角前方，咬肌附着部前缘，在面动脉搏动处（颊车穴前方面动脉搏动处）	主治口歪、牙痛、颊肿、言语不利、下颌神经炎等病症
下关	由耳屏向前一横指可触及颧弓，颧弓下方凹陷处即为此穴	清热散风，通关利窍。主治牙痛、面肿、耳鸣、耳聋、牙关开合不利等病症

捏耳鼓气

两手拇指和食指并放在耳垂，自下而上揉按，同时两腮鼓气，共计做 36 次。耳垂分布着和牙齿、舌、上下颌等器官相对应的反射点，鼓腮运动有助锻炼咬肌，长期坚持，不仅对维持腮腺健康有帮助，而且对防止面部皱纹有一定作用。

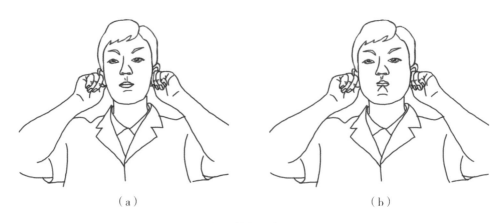

（a）   （b）

捏耳鼓气示意图

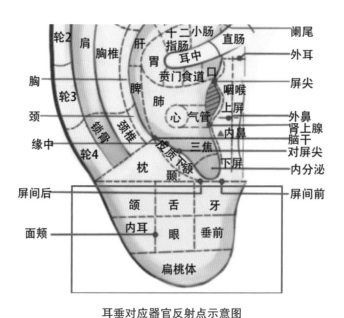

耳垂对应器官反射点示意图

注：蓝色线框内的区域就是耳垂。

第四式 提踵叩齿

舌顶前腭，一手握住另一手手腕放在后背，脚尖跷起后放下，同时手背撞击尾闾骨，上下颌牙齿轻轻互叩，叩齿后缓缓咽下津液，共计做 36 次。尾闾骨附近分布有长强、八髎等穴位，配合叩齿运动，对于激活肾气很有帮助。

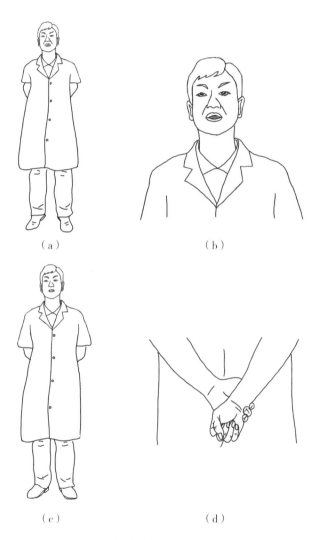

（a） （b）

（c） （d）

提踵叩齿示意图

练习要点：

叩齿的同时配合叩击尾闾骨，有助激活肾气，注意掌握好叩齿的力度，不宜过猛，否则容易损伤牙齿。

第五式　赤龙搅海

舌体放齿内，用舌尖自下而上按摩牙齿内侧的牙龈黏膜，每牙 3 下。先按摩下颌，再按摩上颌，然后沿着牙周黏膜绕圈按摩，结束时徐徐咽下津液。"赤龙搅海"是道家养生的法宝之一，经常练习，有助改善牙周黏膜血液循环，并让口腔形成一定的自净功能，对于减少牙石形成和牙周炎等疾病以及清新口气很有帮助。特别是茶余饭后，用热水漱口后再配合用舌头按摩牙齿，非常有助及时清洁口腔。

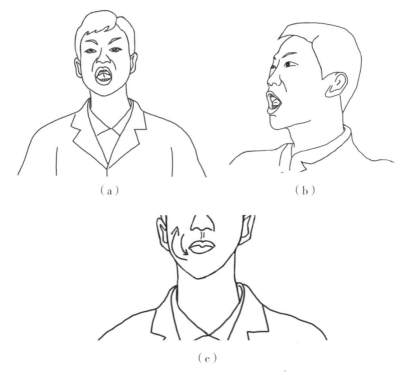

（a）　　　　　　　　　　（b）

（c）

赤龙搅海示意图

三、健肾固齿操练习的注意事项

1. 持之以恒

健肾固齿操简单易行，标本兼顾，坚持每天早晚各练习一次，每次 5 分钟，有助改善局部血液循环，使口腔形成良好的自洁功能，降低蛀牙的发生风险。

2. 切忌用力过猛

刻意地用力叩齿容易造成牙齿松动，用力点按面部穴位容易导致局部感染，练习时一定要保持适中的力度。

3. 注意手部卫生

健肾固齿操中有好几个动作都是触摸面部或耳朵的动作，因此练习时务必洗净双手，以免细菌感染。

四、保护牙齿小妙招

1. 醒后洗漱

据有关资料统计，口腔之中含有数十亿个细菌，睡觉后由于没有唾液的流动，加之口腔闭合后温度合适，醒后口腔细菌可达数百亿个。同样，人在劳累、休息欠佳或生病时，口腔之中的细菌繁殖速度也会加快，一些机会致病菌将有可能趁机侵入人体。现在也有一些临床观察表明口腔卫生与慢性胃炎、消化性溃疡、慢性肾炎等疾病的发病率有一定的相关性。如平时注意口腔卫生，则可减少患病的概率。笔者十分推荐"醒后洗漱/劳累时洗漱—漱时叩齿—餐后漱口"的口腔保洁模式。这种做法不仅有效减少疲劳，使人倍感精神，而且还能有效防治口腔疾病。

2. 温水刷牙

温水刷牙可最大限度地减少对牙龈黏膜的刺激，对于有口腔疾患的病人尤应如此。建议用与身体温度接近（37℃~40℃）的温水洗漱，对口腔黏膜的保护性较佳。

刷牙时的其他注意事项：

（1）刷牙后务必要冲净残余牙膏。研究表明牙膏成分比较复杂，可能会诱发胃肠炎甚至小肠克罗恩氏病。新闻曾报道一老人认为中药牙膏含有中药，刷牙后吐掉可惜，因此都用水和着牙膏把残液吞下去，结果反而诱发了哮喘。可见刷牙后一定要彻底冲净残余的牙膏。

（2）牙刷上会带有少许食物残渣及水分，因此一定要注意保持牙刷干洁，以免成为细菌滋生的温床，牙医建议每3个月更换一次牙刷。

小窗口

刷牙方法分享

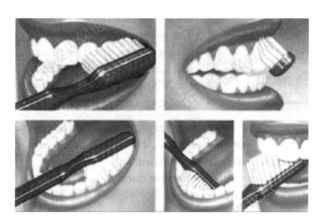

刷牙方法

建议选择软毛牙刷以减轻对牙龈的刺激。正确的刷牙方法对于预防龋齿有重要意义。刷牙时有三个要点：①依次洗刷（上下—左右—内外）；②三面洗刷（舌面、颊面、咬合面）；③重复洗刷（每个面洗刷3~4次）。

3. 定期洁牙

有的人认为，只要养成早晚刷牙、饭后漱口的习惯，就可以不用那么麻烦去医院洁牙。这是一个不正确的观点，因为无论如何刷牙洗漱、用牙线清洁，口腔里面依然存在不少死角，这些死角里会聚集大量的细菌，只有定期洗牙才能去除牙龈上的牙石、菌斑和色渍，而且洁牙过程之中还可以进行全口腔的检查，有利于及早发现口腔其他疾病，因此定期洁牙对于护齿必不可少。

4. 茶水含漱

茶水中的茶多酚能中和酒精、去除异味，特别有助去除酒精、韭菜、醋等食材的气味；茶叶中的儿茶素可以杀灭口腔中的细菌，减轻牙龈炎症，缓解牙龈出血症状，而且儿茶素还有一定的抑制病毒的作用，因此每天坚持饭后用茶水漱口，特别是绿茶水漱口，不仅有助于清洁口腔，而且还有助于预防流感。

5. 坚持养成每天喝一杯牛奶的习惯

牛奶营养丰富，据统计，每 100 毫升的新鲜牛奶中含有 100～110 毫克的钙，因此每天饮用一盒 200 毫升的牛奶，大概可以获得 200～300 毫克的钙质。此外，牛奶中的维生素 A 等物质也有助于钙的吸收和利用，因此坚持适度喝牛奶，非常有助于强筋壮骨，预防牙齿过早脱落。特别是绝经后的中老年妇女，适当喝牛奶是强壮身体、保护牙齿最简单的方法之一。

6. 远离一些伤害牙齿的不良习惯

（1）嚼槟榔。

在我国台湾、海南、广西等地，不少人有嚼槟榔的不良习惯。现代研究表明，嚼槟榔不仅会严重磨损牙齿，导致牙齿发黑，而且槟榔还是一级致癌物。据统计，嚼槟榔 5 年以上，口腔癌的患病概率可达 15% 以上；10 年以上，这个发病率可攀升至 40%。槟榔不仅会诱发口腔癌，还与喉癌、食管癌密切相关。因此，要保护牙齿乃至我们的身体，一定要远离槟榔这个有害物质。

（2）饮用碳酸饮料。

碳酸饮料特别是含糖的碳酸饮料如可乐、雪碧、芬达汽水等，不仅会酸蚀牙齿，使牙齿发黑，而且容易诱发蛀牙，使钙质流失，牙齿也容易松脱。因此，要保护好牙齿，应该尽量远离这类饮料。

（3）饮用啤酒。

除了碳酸饮料之外，啤酒也是一个不可忽视的伤牙物质。啤酒在制作过程中会有大量的二氧化碳产生，因此啤酒之中的碳酸含量也是不少的。此外，酒精本身对牙齿也有一定的腐蚀作用，这就是为什么长期喝啤酒的人容易出现蛀牙、牙齿松动等问题。

（4）吸烟。

吸烟容易导致牙齿发黄，影响美观，但吸烟对牙齿的影响还不止于此，焦油物质形成的烟斑容易加速牙结石、牙菌斑的沉积，而且吸烟会导致慢性咽炎经久不愈，使整个口腔长期处于不健康的环境，因此极易诱发牙龈炎、牙周炎。时间一长，牙齿就会松动，容易脱落。因此，戒烟也是护齿的重要环节。

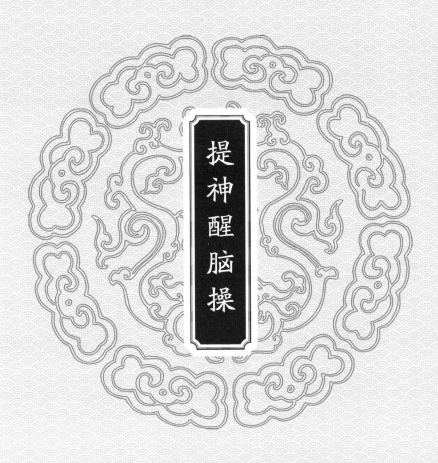

提神醒脑操

一、疲劳综合征的流行病学情况

疲劳是常见的亚健康状态之一，好发于教师、办公室白领、IT 行业等脑力工作者之间。随着社会的发展、生活节奏的加快，疲劳的发病率日益增高。据统计，国内疲劳的发病率已达25% ~35%，并且还有逐年升高、低龄化的趋势。这些患者除了容易疲倦外，还有醒后乏力、容易情绪低落、容易出汗等表现，类似西医慢性疲劳综合征的表现，如得不到有效处理，将会严重影响工作以及生活质量。

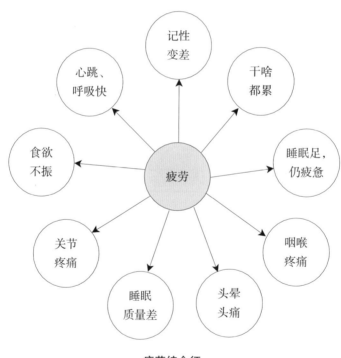

疲劳综合征

二、疲劳综合征的治疗现状

疲劳综合征治疗方法简介

治疗方法	作用机理	备注
高压氧疗法	动物实验研究表明，高压氧疗法对甲状腺、性腺等激素的分泌有正性刺激作用	疗效不确切
生长激素疗法	皮下注射生长激素联合肠内营养液的使用，有助提高机体的抗应激能力以及调节大手术后的免疫功能	副作用较多
中药方剂内服	临床研究表明，补中益气丸、归脾丸、右归丸、升阳益胃汤、六味地黄丸等脾肾双补方剂以及柴胡疏肝散、逍遥散等平调肝脾的方剂对疲劳综合征有很好的调理功效，可以平衡炎性因子，上调免疫球蛋白水平	需要通过辨证施治才有比较理想的效果
中医外治法	针刺、隔姜灸、刮痧、穴位贴敷等多种中医外治法对脑内多种激素的分泌以及"脑—肠轴"有良好的调节作用，有助驱赶疲劳	

从上表可见，西医对该病缺乏有效的治疗手段，以对症处理为主，主流的治疗是中医药内服以及针灸等传统疗法。

三、提神醒脑操的创制思路及动作详解

疲劳综合征属中医"虚劳病"范畴，中医家认为，脾肾气虚、阳气不升是疲劳的主要病机，益气升阳、提神开窍是主要的治疗原则。头部是多条阳经汇聚的地方，故头部有"诸阳之会"的说法。手指、足底有许多头部的对应反射区，因此适当刺激这些部位的穴位以及经络，十分有助提升阳气，驱赶疲劳。我们根据中医学的相关理论，创制了这套提神醒脑操，经常练习，有助驱赶疲劳，提升阳气，为工作、生活注入新动力。

预备式 双手掌对擦至发热

手是毛细血管网分布最多的地方之一，也是多条经脉起源、交会的地方。手掌上分布着许多和内脏相对应的反射区域，双手对搓，一来有利于调节神经兴奋性，二来有利于改善末梢循环，调和脏器。

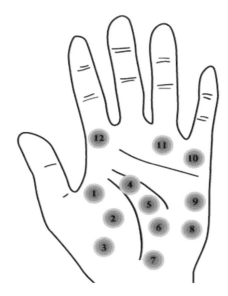

注：1. 脾；2. 胰腺；3. 心脏；4. 大肠；5. 小肠；6. 胃；7. 食管；8. 支气管；9. 肝胆；10. 肾；11. 膀胱；12. 直肠。

手掌穴位反射区示意图

第一式 叩顶开窍

双手手指背对相贴，放于头顶百会穴，用指腹叩击百会穴 20 次，然后沿百会穴向前叩击至前发际线正中的神庭穴，两手分开，分别沿着两侧颞部的率谷穴向后叩击至脑户穴。百会穴居人体的最高点，是督脉上的要穴，经常点按百会穴，有助提升阳气，防治头晕头痛。头部发际线一周还分布着足太阳膀胱经、手少阳三焦经等经络，以百会为中心进行叩击，有助调节三阳经的经气，从而起到通阳开窍的功效。

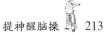

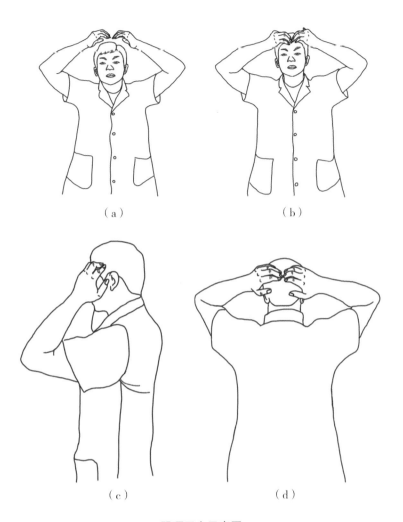

<table>
<tr><td>（a）</td><td>（b）</td></tr>
<tr><td>（c）</td><td>（d）</td></tr>
</table>

叩顶开窍示意图

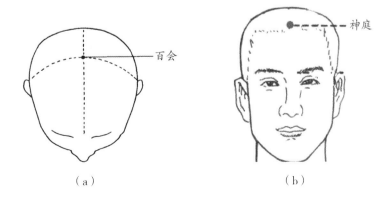

百会

神庭

（a）　　　　　　　　　（b）

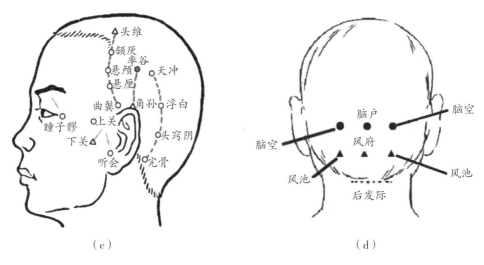

相关穴位示意图

相关的穴位注释

穴位名称	位置	临床作用
神庭	前正中发际上 0.5 寸（约半个食指）	足太阳膀胱经、足阳明胃经、督脉的交会穴，有散风化湿、安神通窍的作用。主治头晕、失眠、慢性鼻炎、记忆力减退等病症
率谷	耳尖直上 1.5 寸（约一个半食指）	足少阳胆经的穴位，主治头晕头痛、耳鸣、小儿高热惊厥等病症
脑户	后发际线上 2.5 寸，枕外隆凸上缘的凹陷处	脑空、脑户是针灸常用的穴位搭配，简称"脑三针"，具有醒神开窍、活血化瘀的作用，主治后头痛、记忆力下降、脑血管病后遗症以及下肢乏力、站立不稳等病症
脑空	脑户穴旁开 2 寸，左右各一	

第二式 压顶跐足

双手十指相扣，掌心放于头顶正中，两手拇指自然放在脑后，足跐起时双手稍用力压顶，并配合吸气提肛，足平放时两手放松，共计做 36 次。这一招是继续对百会穴的刺激，同时配合跐足提肛吸气，有助紧固阳气。做的时候注意吸气、提肛都要缓慢进行，这样才有助扶正固脱。

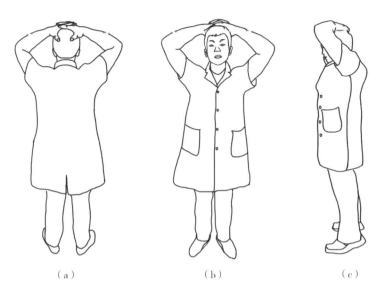

（a） （b） （c）

压顶踮足示意图

第三式 **顺藤摸瓜**

　　双手掌放耳前，食指贴住耳屏，拇指根部放在耳垂下方，食指自上而下按摩至耳垂，拇指、食指夹住耳垂往下牵拉，共计做 36 次。耳前自上而下分布着曲鬓、耳门以及听宫、听会等穴位，耳垂是足少阴肾经循行部位，分布着眼、内耳等对应反射点，按摩这些地方，非常有助促进局部血液循环和疏通肝肾经气，而且按摩耳后的温热感觉有助赶走疲乏感。

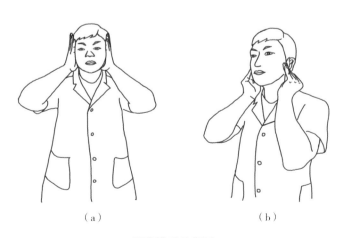

（a） （b）

顺藤摸瓜示意图

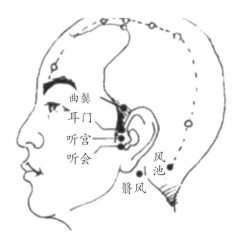

曲鬓
耳门
听宫
听会
风池
翳风

相关穴位示意图

相关的穴位注释

穴位名称	位置	临床作用
耳门	耳前部耳屏上切迹前方缺口陷中，微张口时取	有升清降浊、泄热通络的作用，主治耳鸣、耳聋、言语不利、下颌关节炎等病症
曲鬓	位于耳前鬓角发际后缘	有散风消肿、通窍止痛的作用，主治偏头痛、腮腺疼痛、结膜炎、中耳炎等病症。现代研究表明，针刺曲鬓能改善血管弹性，降低血液黏度

第四式 下蹲击掌

双脚开立，与肩同宽，稍呈外八字站立；双手张开，下蹲时击掌，共计做20次。下蹲运动是最好的健脾运动之一，坚持每天下蹲20～50次，有助改善胃动力，防治胃下垂、消化不良等病症。手掌是手三阳经、三阴经的交会之处，双手掌对击能改善心脑微循环，提神醒脑。长期练习更有助改善记忆力及反应力，延缓大脑早衰，并有辅助治疗高血压、头晕、心悸等心脑血管病症的神奇效果。

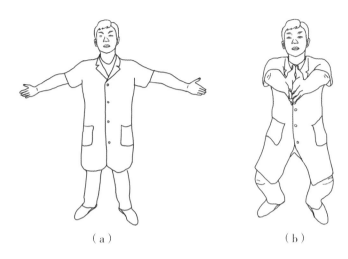

（a）　　　　　　　　　　　（b）

下蹲击掌示意图

第五式 从一而终

两手指尖相对放于颈后，从后往前摸至颈前，往复共计做 36 次。颈部从后往前分布着督脉、足太阳膀胱经、足少阳三焦经、任脉、足少阴肾经、足厥阴肝经等经脉，可以说是最多经脉所过的地方，适当按摩，有助改善面部血液循环，使皮肤紧致。现代研究表明，颈动脉两旁分布着颈动脉窦等感受器，按摩颈动脉旁的人迎穴，有助平稳降压。

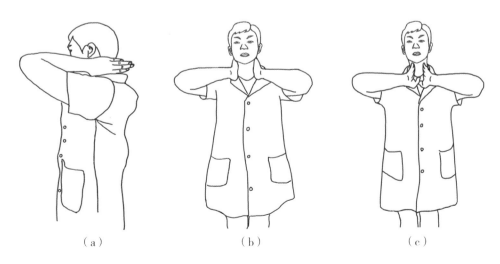

（a）　　　　　　　　　　（b）　　　　　　　　　　（c）

从一而终示意图

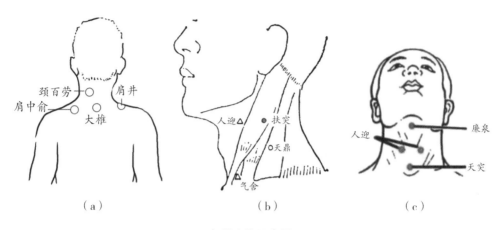

相关穴位示意图

相关的穴位注释

穴位名称	位置	临床作用
颈百劳	第七颈椎上二横指，旁开一横指，左右各一	经外奇穴之一，主治咳喘、盗汗、落枕、颈肌痉挛等病症
扶突	喉结旁开四横指（3寸），胸锁乳突肌前后缘之间	手阳明大肠经穴位，有清咽理气、活血散湿的功效，主治慢性咽炎、甲状腺结节、声带小结等病症
天鼎	扶突穴下1寸，胸锁乳突肌的后缘	手阳明大肠经穴位，有理气化痰、清咽利膈的功效，主治慢性咽炎、扁桃体肿大等病症
人迎	喉结旁开二横指（1.5寸），颈总动脉搏动处	足阳明胃经穴位，有醒脑提神、利咽消肿的功效，主治咽喉肿痛、咯血、甲状腺结节以及高血压等病症

四、提神醒脑操练习的注意事项

1. 选择相对空旷的地方进行练习

例如阳台、操场、广场、公园等，这些场所空气较为流通，容易升发阳气。

2. 选择适宜的时间点进行练习

晨起后、午睡后是阳气开始升发的时候，此时练习，最有助于提神醒脑，让人神清气爽。

3. 抹颈、击掌不宜过度用力

颈动脉上有压力感受器，用力抹颈，对于交感神经容易兴奋的人士来说，会产生头晕不适的感觉。同理，击掌也是一样的，不以通红甚至疼痛为目标，用适宜的力度即可。

4. 贵在坚持

受体质影响，初练提神醒脑操对于湿困体质例如肥胖人士以及气虚体质的老年人来说效果一般，但只要坚持，时间一长阳气便能逐渐上升到头部，改善疲倦乏力症状。建议以上人士每天至少练习两次，每次 3~5 分钟。

五、保持良好精神状态的其他小妙招

1. 坚持锻炼

坚持适当的有氧运动配合肌肉锻炼，每周 3~4 次，每次 30 分钟左右。低强度的有氧运动有助增强心肺耐力，做完有氧运动后再配合俯卧撑、哑铃深蹲，有助强壮肌肉，增强身体的耐劳性。

肌肉锻炼是增强人体耐劳性的重要方法，但建议在有氧运动后进行，这样可减少肌肉、关节损伤的风险。初始时一般每次做 2 组，每组 10 次，一周后可以逐渐增加次数及组数。注意练习后要及时补充水分和电解质，否则容易有疲劳感。

2. 合理饮食

正餐少吃能量密度高的食材以及高蛋白、高碳水化合物食材，例如煎炸类、焗烘食物以及餐后甜品、碳酸饮料、奶茶等。能量密度高的食材往往油脂含量较高，不易消化，进食后会长时间停留在胃肠，影响大脑的血供；高糖及高蛋白食材特别是奶类、海鲜类容易导致体内 5 - 羟色胺水平升高，产生餐后犯困的感觉。

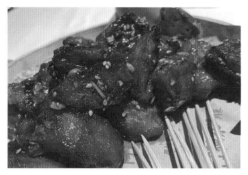

煎炸食物

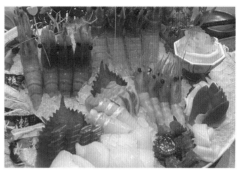

海鲜

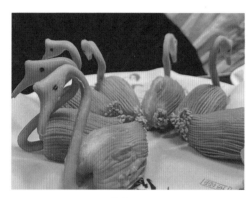

甜品

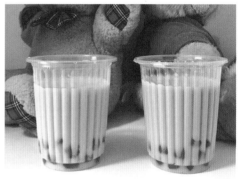

奶茶

3. 有助提神醒脑的食疗方

（1）党参牛大力淮山鲫鱼汤。

【材料】党参 20 克，牛大力 10 克，无花果 2 个，淮山 20 克，鲫鱼 1 条约 300 克，生姜数片。

【做法】鲫鱼煎至两面金黄，锅内加水 2000 毫升，煮开后将上述材料一起放入汤锅，大火转小火煮 1.5 小时后下盐调味即可饮用。

【功效】益气健脾。

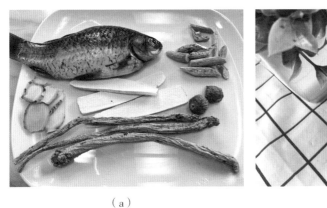
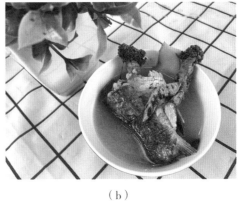

（a）　　　　　　　　　　　（b）

党参牛大力淮山鲫鱼汤

（2）红牛助力茶。

【材料】红景天 10 克，牛大力 10 克，淫羊藿 10 克，枸杞子 10 克，炙黄芪 10 克。

【做法】将上述药材放入养生壶内，加水 500 毫升，煮开后小火煮 15 分钟，放凉至室温即可饮用。

【功效】温阳提神。

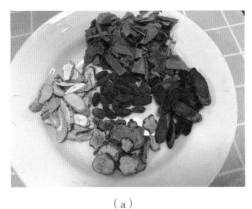
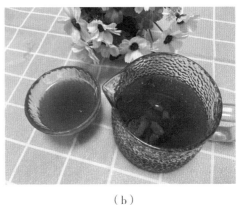

（a）　　　　　　　　　　　（b）

红牛助力茶